Remedios naturales para las alergias

ROSA GUERRERO

REMEDIOS NATURALES PARA LAS ALERGIAS

integral

NOTA IMPORTANTE: en ocasiones las opiniones sostenidas en
«Los libros de Integral» pueden diferir de las de la medicina oficialmente
aceptada. La intención es facilitar información y presentar alternativas,
hoy disponibles, que ayuden al lector a valorar y decidir responsablemente
sobre su propia salud, y en caso de enfermedad, a establecer un diálogo
con su médico o especialista. Este libro no pretende, en ningún caso,
ser un sustituto de la consulta médica personal.

Aunque se considera que los consejos e informaciones son exactas
y ciertas en el momento de su publicación, ni los autores ni el editor
pueden aceptar ninguna responsabilidad legal por cualquier error
u omisión que se haya podido producir.

© Rosa Guerrero, 2013
© de esta edición: RBA Libros S.A., 2017
Avda. Diagonal, 189 — 08018 Barcelona
rbalibros.com

Primera edición: abril de 2013
Primera edición en este formato: marzo de 2017

RBA INTEGRAL
REF.: RPRA340
ISBN: 978-84-9118-070-8
DEPÓSITO LEGAL: B-2.584-2017

VÍCTOR IGUAL, S. L. • FOTOCOMPOSICIÓN

Impreso en España · *Printed in Spain*

Contenido

¿Qué son las alergias?

Cuando se habla de alergias, una de las primeras imágenes que vienen a la cabeza es la de una persona con los ojos enrojecidos y estornudando sin parar durante un soleado día de primavera en medio de un maravilloso prado lleno de flores. Este espectáculo de lágrimas, goteo nasal y otros síntomas que poco favorecen la imagen personal no es más que una respuesta exagerada del sistema inmunitario ante una sustancia en principio inofensiva pero que el cuerpo de la «víctima» identifica como extraña. El término alergia deriva de las palabras griegas *allos*, diferente, y *ergos*, reacción. La sustancia que desencadena el torrente de reacciones se denomina alérgeno y, en muchos casos, identificarlo deviene para el médico una auténtica tarea de detective porque potencialmente todo, absolutamente todo, puede ser origen de una reacción alérgica, incluso los seres humanos.

Se calcula que tres de cada diez personas sufren algún tipo de alergia, una proporción que curiosamente en las últimas décadas ha ido en vertiginoso aumento, sobre todo en los países desarrollados. Las alergias son el resultado de la combinación de factores ambientales, hereditarios y psicoemocionales que desequilibran el sistema inmunitario y provocan reacciones de hipersensibilidad que van desde unos simples estornudos a manifestaciones patológicas más graves como el asma o los eccemas. También pueden ser las causantes de otras alteraciones aparentemente no relacionadas como la hiperactividad, las migrañas, la artritis o la fatiga crónica, como más adelante abordaremos.

EL SISTEMA INMUNITARIO, GUARDIÁN DE LA SALUD

Por tanto, a la pregunta de ¿por qué tengo alergia? se le puede dar una primera respuesta consistente en decir que es una sobrerreacción del sistema inmunitario. Naturalmente, las cosas no son tan sencillas y conviene matizar la respuesta. El sistema inmunitario es como un Ministerio de Defensa personal e intransferible que se encarga de repeler las constantes agresiones del exterior. Esta compleja red defensiva está distribuida por todo el cuerpo y la forman órganos, células y sustancias solubles. Se puede decir sin temor a exagerar que sin el sistema inmunitario la vida sería imposible y obligaría a estar en una campana estéril para evitar que cualquier elemento mínimamente patógeno nos fulminase. El problema está en que algunas personas tienen un sistema inmune que ante una determinada sustancia o situación reacciona sin necesidad y pone en marcha un dispositivo defensivo a gran escala.

El objetivo de los agentes del sistema inmune es identificar y neutralizar a los agentes patógenos que penetran en el organismo

Los órganos más conocidos en el engranaje del sistema inmunitario son los ganglios, que forman cadenas que se distribuyen por todo el organismo y que se interrelacionan a través del sistema linfático. Los más destacables —ya que pueden llegar a ser palpables y visibles cuando se hinchan—son los del cuello, las axilas y la región inguinal, pero también los hay en la cavidad torácica y abdominal.

Por lo que respecta a las células del sistema inmune, las más importantes son los glóbulos blancos. En el apartado de sustancias solubles, hay una gran diversidad de ellas, y los anticuerpos son las más populares. En el polo opuesto de la fama está el complejo mayor de histocompatibilidad (CMH), que pese a su nombre tan poco pegadizo es la base del sistema inmunitario. Se trata de unas moléculas presentes en la superficie de las células cuya misión es identificar lo propio y lo extraño o, en terminología bélica, al amigo del enemigo.

CÉLULAS Y SUSTANCIAS INTERACTIVAS

Todos los elementos del sistema inmune están relacionados entre sí y colaboran en un objetivo único: identificar y neutralizar a los agentes patógenos que penetran en el organismo. Vale la pena hablar de ellos en detalle, ya que son los responsables de preservar la salud.

- *Macrófagos.* Son glóbulos blancos de gran tamaño cuya misión es ingerir microbios y sustancias tóxicas. No se encuentran en la sangre, sino en zonas estratégicas —piel, mucosas— donde los órganos del cuerpo contactan con el flujo sanguíneo o con el mundo exterior.
- *Neutrófilos.* Son también glóbulos blancos de considerable tamaño que contienen enzimas para destruir los antígenos ingeridos. Un antígeno es cualquier sustancia que el sistema inmune reconoce como una amenaza y contra la que fabrica anticuerpos. Los neutrófilos tra-

bajan en coordinación con los macrófagos para limpiar el organismo de sustancias patógenas. A diferencia de estos, circulan por la sangre y necesitan un estímulo específico para abandonarla y entrar en los tejidos.

- *Mastocitos o células cebadas.* Son unas células específicas que se hallan en la mayoría de los tejidos del cuerpo, especialmente en la piel y mucosas del tracto digestivo y vías aéreas. Intervienen en la defensa del organismo liberando histamina, la principal sustancia que provoca las reacciones alérgicas.

- *Linfocitos.* Son células mucho más pequeñas que las anteriores, pero su principal diferencia es que pueden vivir durante décadas, mientras que los primeros tienen un ciclo vital de entre siete y diez días. Los hay de tres tipos: linfocitos B, linfocitos T y células asesinas naturales.

- *Sistema del complemento.* Consta de un conjunto de proteínas implicadas en distintas cascadas bioquímicas que tienen como objetivo potenciar la respuesta inmunitaria. Este proceso facilita el acceso de diversas células del sistema inmune al lugar de la infección, con la finalidad de destruir los microorganismos y neutralizar ciertos virus.

- *Citocinas.* Son moléculas secretadas por células del sistema inmunitario que actúan como mensajeros, regulando y coordinando muchas de las actividades de las células inmunes como son la inflamación, el crecimiento celular, la diferenciación, el desarrollo y los procesos de defensa.

Anticuerpos: el alfabeto Ig

En el apartado de sustancias interactivas merecen mención especial los anticuerpos, también llamados inmunoglobulinas (Ig), que se generan en presencia de cualquier antígeno, aunque no sea un microorganismo dañino. Una de las propiedades de cada grupo de anticuerpos es que son específicos, es decir, que reconocen a un tipo concreto de antígeno e ignoran a los demás. Al principio, cuando se produce una infección, el organismo fabrica anticuerpos en pequeña cantidad, y solo cuando la enfermedad resiste varios días, incrementa la producción. Muchos de esos anticuerpos permanecen en la sangre durante años, e incluso toda la vida, lo que hace inmune al organismo frente a infecciones posteriores de los mismos agentes patógenos.

Cuando el médico quiere saber el estado de las defensas de un paciente, solicita una analítica con los valores de las Ig, ya que esta información puede ayudarle a determinar la enfermedad que sufre su paciente. Existen cinco clases de anticuerpos:

- *IgG*. Es el más abundante y se produce tras varias exposiciones a un antígeno. Se encuentra tanto en la sangre como en los tejidos. Es el único tipo de inmunoglobulina que se transmite de la madre al feto a través de la placenta. Protege al recién nacido hasta que su sistema inmunitario puede fabricar sus propios anticuerpos.
- *IgM*. Es el que más rápidamente se forma ante la primera exposición a un antígeno. Abunda en la sangre, pero no está presente en los órganos o tejidos.

- *IgA*. Se halla en la sangre y en algunas secreciones como la saliva, las lágrimas, los jugos del tracto gastrointestinal y la leche materna. Desempeña un importante papel en la defensa del cuerpo cuando se produce una invasión de microorganismos a través de una mucosa. Protege así los puntos más vulnerables como son los ojos, la boca, los aparatos digestivo y respiratorio, la vagina, etcétera.
- *IgD*. Su concentración en la sangre es muy baja. No se conoce completamente su función, pero parece ser que colabora en la activación de los linfocitos B.
- *IgE*. Este anticuerpo es una luz de alarma en el caso de personas que padezcan una alergia. Cuando sus valores son muy elevados indica que hay una reacción en curso. Puede existir una predisposición de tipo familiar a padecer enfermedades de naturaleza alérgica que está relacionada con una tendencia a producir anticuerpos de tipo IgE como respuesta secundaria frente a un antígeno, en lugar de IgG, que sería la respuesta normal en personas no alérgicas.

LA RESPUESTA INMUNOLÓGICA

A estas alturas ya hemos podido comprobar que algo aparentemente tan sencillo y espontáneo como un estornudo o un lagrimeo es el resultado final de una compleja cadena de procesos en red que el sistema inmunitario ha conformado.

Las respuestas inmunes pueden dividirse en dos categorías y cada una de ellas utiliza secreciones (defensa humoral) o células específicas (defensa celular) para atacar y destruir a los agresores.

Inmunidad innata (natural)

Todos los organismos pluricelulares —de los que la especie humana no deja de ser un tipo más— tienen mecanismos intrínsecos de defensa que los protegen de las infecciones microbianas. Por el hecho de estar siempre presentes y a punto para reconocer y eliminar patógenos, se le denomina «inmunidad innata». Reaccionan de forma similar ante todas las sustancias extrañas y el reconocimiento de los antígenos no varía de una persona a otra.

Defensa humoral innata. Se sirve de materias solubles en los líquidos del cuerpo. La mayoría de las veces son moléculas de albúmina (enzimas, secreciones de las mucosas, flora comensal del tracto digestivo y respiratorio, etc.) que pueden actuar contra cualquier agente extraño. Los entrañables mocos de los bebés son una muestra palpable de este tipo de defensa.

Defensa celular innata. Consta de las llamadas células fagocitarias (macrófagos y neutrófilos), que ingieren todo tipo de elementos patógenos (bacterias, virus y hongos vivos o muertos) y los destruyen en su interior.

Inmunidad específica (adquirida)

Se trata de una respuesta aprendida a lo largo de la vida. En el momento de nacer, el sistema inmunitario del bebé aún no se ha enfrentado al mundo exterior ni ha comenzado a desarrollar sus archivos de memoria. Poco a poco irá aprendiendo a responder a cada nuevo antígeno con el que se enfrenta. En este sentido, la guardería es todo un aprendizaje. El rasgo característico de esta respuesta inmunitaria es su capacidad para aprender, adaptarse y recordar.

Defensa humoral específica. Fabrica unos anticuerpos únicos y específicos contra cuerpos extraños muy determinados (especialmente microorganismos extracelulares), vivos o muertos. Estos anticuerpos son las inmunoglobulinas (Ig) y son fabricadas por células plasmáticas que proceden de los linfocitos B. Se hallan en la sangre, en las secreciones mucosas y en la leche materna.

Defensa celular específica. Su actividad corre a cargo de los linfocitos T. Promueve la destrucción de células infectadas por microorganismos intracelulares, inaccesibles para los anticuerpos.

IDENTIFICAR Y NEUTRALIZAR AL ENEMIGO

El sistema inmunitario, aparte de su ejército para repeler las agresiones exteriores, cuenta con un servicio de inteligencia que crea una base de datos a la que incorpora cada antígeno con el que la persona entra en contacto, ya sea a través de los pulmones, el intestino o la piel. Cuando estas células defensivas topan con un antígeno por segunda vez, su respuesta ante él es enérgica, rápida y específica. Esto explica por qué afortunadamente solo se contrae la varicela o el sarampión una vez en la vida. Ello es posible gracias a la larga vida de los linfocitos, de la que ya hemos hablado anteriormente.

El sistema inmunitario elabora una base de datos con cada antígeno con el que entramos en contacto

La inmunidad innata y la adquirida no son independientes una de la otra. Cada sistema actúa en relación con el otro e influye sobre él directa o indirectamente a través de las citocinas (mensajeros).

Las respuestas inmunológicas destinadas a destruir los agentes extraños dependen siempre de los siguientes tres principios básicos:

- *Reconocimiento.* Para que el sistema inmune pueda atacar a un antígeno primero debe ser capaz de reconocerlo. Este proceso conlleva una cascada de funciones. Los macrófagos son las principales células encargadas de la eliminación de sustancias extrañas, pero también pueden hacerlo otras células como los linfocitos B.
- *Movilización.* Una vez se ha producido el reconocimiento de un antígeno se inicia la movilización del sistema inmunitario. Se liberan citocinas que actúan como mensajeros para activar otras células.
- *Ataque.* La maquinaria del sistema inmunitario tiene la finalidad de matar, neutralizar o eliminar los microorganismos invasores una vez han sido reconocidos. Los macrófagos, los neutrófilos y las células asesinas naturales son capaces de destruir la mayoría de invasores por el proceso de fagocitosis. Pero hay invasores que poseen mecanismos de defensa que hacen más difícil su destrucción y obligan a intervenir a los linfocitos B o T. Esto explica por qué algunas infecciones requieren más tiempo para ser eliminadas.

¿Qué altera la inmunidad?

Se han formulado numerosas hipótesis para explicar las causas del vertiginoso crecimiento de las alergias. Ninguna ha sabido proporcionar una respuesta única y definitiva, aunque no hay duda de que la contaminación, el sofisticado procesado de los alimentos, el abuso de los fármacos y la proliferación en el ambiente de sustancias químicas potencialmente o efectivamente tóxicas son factores que hay que tener en cuenta. No es extraño que nuestro sistema inmunitario, agredido por este excepcional arsenal de tóxicos, en ocasiones enloquezca y reaccione con un comportamiento anómalo frente a sustancias o materias totalmente inocuas como el polen, el polvo doméstico, el moho o el pelo de gato.

LAS CAUSAS DE LA ALERGIA

Sin duda, las alergias constituyen una patología multifactorial que hace difícil relacionarlas con una causa única. La alteración de la respuesta inmunológica tiene diferentes causantes.

El exceso de higiene

Durante miles de años, el sistema inmunitario del ser humano se especializó en hacer frente a amenazas como bacterias, virus, hongos y parásitos intestinales. En las sociedades acomodadas muchos de estos enemigos potenciales han desaparecido debido a las mejoras en la higiene y al estilo de vida urbano.

Cuando no hay peligros a los que enfrentarse, el sistema inmunitario se vuelve ocioso y rebaja el umbral de lo que considera tolerable. Sin que notemos apenas síntomas, se va formando en nuestro organismo un increíble arsenal de armas frente a algunas sustancias presentes en el polen, el polvo, los ácaros, el pelo de los animales, los alimentos, etc., cuyo único «delito» es que su estructura recuerda vagamente a la de las proteínas presentes en las paredes celulares de bacterias, virus y parásitos. Por tanto, el sistema inmunitario las identifica como una amenaza y actúa en consecuencia.

El bombardeo químico

Se ha comprobado que los habitantes de las ciudades sufren más alergias que los del campo. La causa parece estar en la exposición constante de los urbanitas a los residuos de la combustión de los automóviles y a la polución ambiental.

Se da la paradoja de que el sistema inmunitario tiene menos microorganismos a los que enfrentarse en una ciudad, pero cada día está expuesto a miles de sustancias químicas, muchas desconocidas para él. Basta un dato: en las últimas décadas se han llegado a clasificar más de 300 compuestos nuevos, con los que convivimos cada día, capaces de provocar algún tipo de manifestación alérgica.

Uno de los motivos del aumento de las alergias y las intolerancias alimentarias es la exposición a un gran número de sustancias químicas

Los antibióticos y las vacunas

Enfermar forma parte del proceso de desarrollo del sistema inmunitario. El aumento de las alergias y otras enfermedades crónicas de tipo inmune parece estar directamente relacionado con el descenso de las infecciones en la infancia, lo cual se debe a un mayor consumo de antibióticos y a la práctica masiva de la vacunación. Por otro lado, ante el primer síntoma de infección (tos, fiebre, mucosidad, etc.) las personas tienden a automedicarse con fármacos que cortan de raíz las reacciones de eliminación del organismo, con lo que el sistema inmunitario no puede actuar por sí mismo y acaba debilitándose.

La influencia de la herencia

Una de cada diez personas posee una predisposición innata para desarrollar alergias: se las llama personas atópicas. Estas personas tienen tendencia a producir excesivas cantidades de inmunoglobulinas tipo E (IgE). El estado atópico es hereditario; es decir, se hereda la predisposición a desarrollar ciertas patologías de tipo alérgico. Pero ello no significa que todas las personas atópicas vayan a tener una alergia e incluso es posible que muchas de ellas permanezcan libres de síntomas toda su vida. Desde un punto de vista estadístico, se calcula que alrededor de un 50% de hijos de alérgicos llegan a sufrir con el tiempo reacciones de hipersensibilidad. Si es uno solo de los progenitores el que las sufre, entonces el porcentaje disminuye a un 30%.

Factores psicológicos

El sistema inmunitario está muy vinculado al plano mental. Prueba de ello es que una persona alérgica a los gatos, por ejemplo, puede sufrir un ataque de estornudos con solo ver la fotografía del animal o pensar que hay algún gato cerca, aunque en realidad no lo haya.

También se ha comprobado que existe una relación entre ciertos rasgos de la personalidad y la propensión a padecer alergias: la desconfianza y la inseguridad exageradas suelen caracterizar a la mayoría de alérgicos. En este aspecto, el vínculo que se establece durante la infancia con los padres parece desempeñar un papel importante, especialmente en los asmáticos. Los niños que padecen asma alérgico suelen tener una fuerte dependencia de la madre, temen perder su afecto y, en general, ser ignorados o poco queridos por los demás.

EL MECANISMO DE LA REACCIÓN ALÉRGICA

La memoria inmunitaria evita que nos afecten miles de veces las mismas enfermedades. Esta memoria funciona muy bien, incluso en el caso de la alergia. La primera vez que nos topamos con un alérgeno, el sistema inmunitario fabrica armas específicas contra él. Nosotros no nos damos cuenta porque el alérgeno no es nocivo y por tanto no hace que enfermemos.

Pero el sistema inmune lo cataloga como enemigo peligroso y, cuando se lo encuentra de nuevo, puede decidir atacarlo. Este mecanismo se denomina sensibilización. En los alérgicos, la sensibilización siempre se produce, aunque no dé lugar a una manifestación clínica inmediata.

Prácticamente todas las materias, sean orgánicas o inorgánicas, además de algunas bacterias y hongos, pueden actuar como alérgenos, es decir, que el cuerpo puede reaccionar ante ellas. También determinados tipos de individuos y de situaciones pueden interiorizarse como alérgenos y, cada vez que se presenten en la vida de una persona, son susceptibles de provocarle una reacción alérgica.

LOS DIFERENTES TIPOS DE RESPUESTA

Las reacciones alérgicas se clasifican en cuatro tipos, aunque en algunos casos pueden darse varios de ellos al mismo tiempo.

Alergia tipo I: atópica

En este tipo de alergia la reacción es inmediata, ya que se presenta en minutos o incluso a los pocos segundos de entrar en contacto con el alérgeno.

El 90 % de todas las reacciones alérgicas se pueden inscribir en este grupo. La inmunoglobulina de la clase E (IgE), es la causante de este proceso.

Ejemplos típicos de este tipo de alergias son la conjuntivitis y rinitis alérgica, el asma bronquial (alergia al polvo, al polen, al moho, etc.), la urticaria, así como las reacciones inmediatas producidas por una intolerancia a ciertos alimentos, a venenos de insectos o a algunos medicamentos.

Alergia tipo II: citotóxica

El sistema inmunitario se organiza contra superficies celulares propias del organismo porque algunas sustancias extrañas se han adherido a ellas.

La partícula extraña hace que toda la célula sea catalogada como intrusa y los anticuerpos de las clases IgG e IgM se encargan de atacarla. El tiempo de reacción puede ser de horas o de días.

Son ejemplos de este tipo de alergia: el rechazo de trasplantes, la anemia causada por fármacos, la intolerancia de grupos sanguíneos en el embarazo, etcétera.

Alergia tipo III: a inmunocomplejos

La unión entre un antígeno y un anticuerpo forma un inmunocomplejo y las inmunoglobulinas G y M desencadenan este tipo de alergias, que se presentan al cabo de unas horas.

Las afecciones más habituales de este tipo de alergias son las vasculitis, las alveolitis alérgicas, las nefritis y la artritis.

Alergia tipo IV: retardada o inmunológica celular

En este caso, las inmunoglobulinas ceden su papel a los linfocitos T. Al igual que ocurre en el caso de las reacciones de tipo II, los alérgenos se originan al unirse sustancias intrusas con moléculas proteicas de las células del organismo. Entre estas sustancias intrusas destacan muchos de los aditivos que se añaden a los productos alimentarios, así como diversos componentes de las fibras textiles, los cosméticos, etc. Los síntomas se manifiestas tras un periodo que varía entre uno y diez días después de la exposición a la sustancia.

La dermatitis de contacto es una de las formas más usuales de reacción inmunológica celular.

LOS MEDIADORES DE LA HIPERSENSIBILIDAD

Las sustancias que transmiten las reacciones alérgicas —también llamadas mediadores— son las causantes de la sinto-

El calor, el frío, el cansancio o el nerviosismo son estímulos que pueden provocar la liberación de mediadores de la alergia

matología de las respuestas tanto de tipo inmediato como de las retardadas y de las de largo plazo. No hay un solo mediador, sino que suelen concurrir varios.

Además de la reacción antígeno-anticuerpo, hay otros estímulos —como el calor, el frío, el cansancio, el nerviosismo— que pueden liberar mediadores. Según su acción, los mediadores producen hinchazón, rubefacción, mucosidad, picor o disnea.

- *Histamina.* Es una sustancia liberada en los tejidos por los mastocitos en caso de contacto con un antígeno o un alérgeno. Cumple la función de dilatar los vasos para reclamar la ayuda de otras células o sustancias defensivas. Es el mediador esencial de las alergias inmediatas, las inducidas por IgE (ver el apartado «Anticuerpos: el alfabeto Ig»). Los efectos biológicos que produce son: prurito, hipotensión, aumento de las secreciones salivar, lagrimal, gástrica y pancreática, espasmos bronquiales, contracción de la musculatura lisa. Es la causante de los síntomas alérgicos inmediatos como la rinitis, la urticaria y la conjuntivitis.
- *Quininas.* Son sustancias mediadoras con efectos similares a los de la histamina. La diferencia es que no necesitan ser activadas por una reacción antígeno-anticuerpo. Por lo tanto, determinados agentes extraños pueden producir una liberación de quininas que acaba provocando los mismos síntomas que la histamina.
- *Otras sustancias mediadoras.* Además de la histamina y de las quininas, hay una serie de mediadores que pueden desencadenar en el organismo reacciones de hiper-

sensibilidad. El sistema del complemento (ver la página 9, apartado «Células y sustancias interactivas»), por ejemplo, presenta grandes similitudes con el sistema productor de quininas. En este grupo de mediadores entrarían las linfocinas, las interleucinas I o III, determinadas prostaglandinas (PGE2), los fibroblastos, los linfocitos B y T o los neutrófilos, por solo aludir algunos y no abrumar al lector.

ALERGIAS, SEUDOALERGIAS E INTOLERANCIAS

Cuando un alimento sienta mal y provoca síntomas reaccionales es habitual pensar que se trata de una alergia. Ello es debido a que las molestias de una seudoalergia o de una intolerancia alimentaria son muy similares a los de la alergia: gastritis, picores, urticaria, cara enrojecida, sofocos, malestar general. Sin embargo, hay muchas diferencias entre estos fenómenos.

En primer lugar, hay que decir que las alergias inducidas por alimentos son raras, especialmente en los adultos. Hay una persona alérgica de cada diez, frente a cinco o seis afectadas de intolerancia.

Las seudoalergias

Mientras que una alergia se forma después de estar en contacto con el alérgeno al menos una vez y se requieren varias veces para desarrollar los síntomas, las seudoalergias se crean al primer contacto. Aunque los síntomas son parecidos a los de una alergia, no están producidos por una reacción antígeno-anticuerpo. No hay, por tanto, sensibilización y la gravedad de las manifestaciones clínicas dependerá de la dosis.

Las seudoalergias pueden surgir en respuesta a muchos desencadenantes. Por ejemplo, son habituales las provocadas por alimentos como el pescado, las fresas, el chocolate, los quesos o el vino. Estos productos contienen sustancias que pueden estimular una liberación inespecífica de histamina y, por consiguiente, provocar una respuesta alérgica en forma de mucosidad, picor de ojos, urticaria o asma. Otros desencadenantes frecuentes de seudoalergias son los medios de contraste para pruebas radiológicas, los aditivos alimentarios, los anestésicos locales y diversos fármacos.

Las intolerancias

Son reacciones adversas de tipo crónico a alimentos consumidos frecuentemente. Los que provocan más problemas son la leche y derivados lácteos, los tomates, el trigo, el café, etc., pero cualquiera puede ser causa de una intolerancia.

Mientras que la alergia es una reacción inmediata que afecta al sistema inmunitario, la intolerancia está relacionada con las características del propio alimento y del sistema gastroentérico de la persona. De ahí que en la alergia basta con poca cantidad de alérgeno para desencadenar la reacción, mientras que en la intolerancia los trastornos están directamente relacionados con la frecuencia y la cantidad de alimento ingerido. Además, aunque los síntomas sean molestos, la intolerancia nunca llega a provocar un shock anafiláctico (ver el capítulo «Manifestaciones clínicas»), situación que sí puede ocasionar una alergia.

A diferencia de la reacción alérgica, que se desencadena rápidamente en el transcurso de las 24 horas siguientes, los trastornos provocados por la intolerancia surgen en un lapso de tiempo más amplio, hasta llegar a las 72 horas. Cualquier órgano, aparato o sistema puede verse afectado por los síntomas; es posible, por ejemplo, que la reacción adversa a un alimento se manifieste en forma de migraña o de hinchazón ocular.

Al contrario que la alergia, que es permanente y se manifiesta igualmente aunque se consuma el alimento causante años después, la intolerancia suele desaparecer cuando se suspende la ingesta del alimento durante cierto periodo, que normalmente oscila entre dos y cuatro meses. Luego se puede volver a introducir gradualmente sin que ocasione problemas.

El método más simple para descubrir una intolerancia es la dieta de rotación (ver el capítulo «La influencia de la dieta en las alergias»), que consiste en consumir cíclicamente alimentos diferentes cada tres o cuatro días. En cada ciclo se suprime de la dieta un grupo entero de alimentos y se observa si aparecen síntomas o no. Se repite el ciclo dos o tres veces hasta tener la certeza de qué grupo de alimentos es el que provoca la intolerancia.

Los principales alérgenos

Toda sustancia extraña al cuerpo, sea cual sea su origen, puede dar lugar a una respuesta inmunitaria inadecuada, en otras palabras, a una alergia. La gran variedad de alérgenos potenciales se ve incrementada tanto por una serie de sustancias fisiológicas internas alterables como por agentes infecciosos capaces de dañar el escudo de defensa del organismo —es decir, las mucosas y la piel— y hacerlo permeable a los alérgenos.

Cualquier sustancia extraña al cuerpo, sea cual sea su origen, puede dar lugar a una reacción alérgica

Los alérgenos con mayor capacidad antigénica se han clasificado según afecten a un sistema u otro del organismo, aunque algunos pueden involucrar a más de uno a la vez.

LOS NEUMOALÉRGENOS

Un neumoalérgeno es toda sustancia del medio ambiente capaz de provocar una reacción o cuadro alérgico respiratorio. Los más habituales son:

- Pólenes

Son los principales causantes de las manifestaciones alérgicas respiratorias. Un amplio grupo de especies vegetales son anemófilas, es decir, utilizan el viento para la polinización. La planta libera el polen en el aire y el viento lo dispersa y transporta incluso a kilómetros de distancia. Los alérgicos al polen suelen experimentar rinitis, conjuntivitis e incluso ataques de asma, según el grado de concentración que haya en la atmósfera. En las regiones mediterráneas, los cipreses, los fresnos y los plátanos son los árboles que causan más problemas a los alérgicos.

La temporada de los pólenes empieza a primeros de febrero o incluso antes, según la latitud. En España, los árboles son los primeros en liberar polen: el avellano, el olmo, el sauce o el álamo florecen entre febrero y marzo. De marzo a abril es el turno del fresno, el roble, el plátano. Entre mayo y julio se desprenden los pólenes de las gramíneas, de las que forman parte los cereales: trigo, cebada, maíz, avena, etc. La temporada concluye con hierbas como el diente de león, la ambrosía, la ortiga o el trébol, que polinizan entre julio y noviembre según el clima. A ello hay que añadir que los pólenes de las plantas perennes, como las parietarias, están presentes todo el año y pueden causar fenómenos de alergia crónica como el asma.

El contenido de alérgeno en el aire no solo depende de cada estación, sino también de las horas del día: es más intenso en las primeras horas de la mañana que en las de la tarde. Parece ser que esta es la causa por la que los alérgicos al polen tienen más molestias al levantarse. Así mismo, la meteorología influye en la concentración de polen: en un día cálido y seco hay más alérgenos en el aire que en uno lluvioso.

Una de cada tres personas alérgicas al polen presenta también una hipersensibilidad frente a determinados alimentos, que se origina por reacciones cruzadas entre el polen y los alérgenos de dichos alimentos debido a que ambos tienen una microestructura muy similar.

CALENDARIO POLÍNICO DE LOS PRINCIPALES ALÉRGENOS PRESENTES EN ESPAÑA												
	ENE	FEB	MAR	ABR	MAY	JUN	JUL	AGO	SEP	OCT	NOV	DIC
Artemisa (Artemisa vulgaris)							•	•	•	•		
Betuláceas (abedul, aliso, avellano)		•	•	•	•							
Cupresáceas (ciprés, enebro, sabina)	•	•	•	•						•	•	•
Gramíneas (avena, grama, centeno)			•	•	•	•	•	•				
Olivo (Olea europaea)				•	•	•	•					
Parietaria (Parietaria judaica)	•	•	•	•	•	•	•	•	•	•		
Salsola (Salsola kali)				•	•	•	•	•	•	•	•	

• Polinización débil   • Polinización intensa

Fuente: Comité de Aerobiología de la Sociedad Española de Alergología e Inmunología Clínica (SEAIC).

- Mohos y levaduras

Los mohos son hongos microscópicos invisibles al ojo humano. Se tornan visibles solo cuando se junta una gran cantidad y se amontonan en el mismo punto formando una capa verdosa sobre la superficie de un alimento o de una zona húmeda.

Los mohos están en todas partes, tanto dentro como fuera de las casas. En la naturaleza se reproducen fácilmente en lugares húmedos, sucios o en descomposición como son la tierra y la hojarasca. En las casas los encontramos en las macetas, en áreas húmedas como el baño, la cocina o la bodega. También proliferan en alimentos como el pan, el queso o la fruta.

Las alergias provocadas por los mohos tienen que ver con su forma de reproducirse, ya que lo hacen esparciendo sus esporas en la atmósfera. Los síntomas que producen en la persona alérgica son la irritación de las mucosas de las vías respiratorias, con la consiguiente rinitis o, en algunos casos, asma bronquial.

- Pelos de animales

Casi dos tercios de las personas alérgicas a los animales lo son a raíz del contacto con sus propias mascotas domésticas. Los alérgenos de los animales se encuentran en los pelos, en las glándulas sebáceas, en la orina y en la saliva. Los síntomas más habituales que provocan son la rinitis alérgica, el edema de párpados, crisis de tos, ataques de asma o urticaria.

Se calcula que un 18% de los alérgicos lo son a alérgenos de origen animal. De este porcentaje, el 50% presenta reacciones de hipersensibilidad al pelo de los gatos. Ello se debe a que este animal pasa la mayoría de su tiempo lamiéndose el pelo y depositando allí una enorme cantidad de saliva, que es donde se halla el alérgeno. Entre otros animales que desencadenan alergias cabe citar a liebres y caballos, que afectan a un 40% de las personas propensas, seguidos de los perros, con un 25% y los pájaros, con un 10%.

- Polvo doméstico y ácaros

El polvo de las casas contiene muchas sustancias de efectos alérgicos. Además de las reacciones a las esporas del moho y pelos de animales que se mezclan con el polvo, los alérgicos están también expuestos a los ácaros. En este caso el alérgeno no es el propio ácaro, sino sus excrementos.

Los ácaros comparten la vida con nosotros, aunque no podemos verlos porque tienen dimensiones microscópicas. Están escondidos en los colchones, en los edredones, en las alfombras, en los tejidos de origen sintético o natural, y amargan la vida a las personas sensibilizadas ya que les provocan rinitis y crisis de asma. Su presencia no depende de la falta de higiene o limpieza, dado que estos seres minúsculos son un componente natural del polvo de la casa como lo son las bacterias, las esporas de mohos, los pelos, las escamas cutáneas, los pólenes, etc. Los ácaros no transmiten enfermedades y, para quien no es alérgico, resultan totalmente inocuos. Se alimentan de residuos de piel muerta que tanto los humanos como los animales pierden continuamente.

- Venenos, saliva y excreciones de insectos

El veneno de la picadura de las abejas, avispas, avispones, abejorros y hormigas puede ser un peligroso desencadenante alérgico. Todas las personas reaccionan a una picadura con desagradables molestias locales como prurito, hinchazón y rubefacción. Pero cuando se es alérgico al veneno de estos insectos pueden aparecer graves reacciones generales que, en algún caso, lleven al shock anafiláctico. Es una de las alergias de reacción inmediata que requieren un tratamiento instantáneo.

LOS TROFOALÉRGENOS

La exposición a los alérgenos alimentarios —denominados trofoalérgenos— empieza muy pronto, en la primera infancia. Las reacciones de hipersensibilidad se pueden presentar, en principio, ante cualquier alimento o sustancia que lo componga. Sin embargo, hay una serie de alimentos que con mayor frecuencia desencadenan reacciones alérgicas.

Destacan: la leche de vaca y sus derivados, los huevos, los crustáceos, la carne de cerdo, los cereales con gluten, algunas leguminosas como la soja y los cacahuetes, las solanáceas (tomates, berenjenas, pimientos, etc.), algunas frutas (kiwi, melocotón, albaricoque, fresa, aguacate, plátano, ciruela, etc.). Las alergias producidas por alimentos pueden provocar desde diarreas, gases y dolor de estómago, hasta dificultades respiratorias, eccemas, hinchazón de la mucosa de los labios, dolor de cabeza y estados depresivos.

A todo ello hay que añadir el extendido uso de los aditivos alimentarios, el abuso de los pesticidas, herbicidas y fármacos veterinarios, más la presencia de partículas provenientes de los plásticos y el metal utilizados en la industria del envasado. Las reacciones del organismo ante estos agentes extraños son consideradas seudoalergias, ya que no se trata de un proceso inmunológico pese a que las alteraciones que provocan son similares a las alérgicas.

LAS REACCIONES CRUZADAS	
GRUPO ALIMENTARIO	ALÉRGENO CRUZADO
Albaricoques, cerezas, sandía, kiwi, melón, ciruelas, melocotones, manzanas, tomates, etcétera	Gramíneas
Zanahorias, peras, hinojo, apio, avellanas, nueces, cerezas, pescado, etcétera	Abedul
Sandía, melón, plátanos, alcachofas, apio, pipas de girasol, lechuga, achicoria, etcétera	Compuestas
Crustáceos y moluscos	Ácaros
Huevos	Pelo de animales
Vinagre, hongos, levadura de cerveza, yogur, quesos fermentados, etcétera	Moho y hongos
Cerezas, melón, cacahuetes, guisantes, etcétera	Parietaria

Nota: En personas alérgicas, algunas familias de alimentos pueden provocar reacciones cruzadas *(cross reactions)* con determinados alérgenos volátiles y amplificar los síntomas. En la tabla se indican los alimentos susceptibles de crear *cross reactions* y los alérgenos relacionados.

LOS ALÉRGENOS DE CONTACTO

Muchos de los componentes químicos de los productos de limpieza, detergentes y cosméticos provocan reacciones alérgicas o dañan la piel de tal manera que la dejan permeable a sustancias tóxicas, hongos, bacterias o virus. Los detergentes pueden tener efectos alérgenos por las enzimas, por las fragancias o por los colorantes utilizados. Los productos de limpieza de muebles y alfombras contienen además disolventes nocivos para la salud. El eccema de contacto es la reacción de hipersensibilidad más frecuente producida por estos alérgenos químicos.

Entre los metales, el níquel que contienen las joyas, la bisutería, las cremalleras, las hebillas o las monturas de gafas es, a menudo, el alérgeno desencadenante del eccema alérgico de contacto.

En las alergias producidas por la goma, no suele tratarse de una reacción a la materia prima sino a los aditivos utilizados en la elaboración del objeto: endurecedores, antioxidantes, plastificantes, apelmazantes, colorantes. Quien es hipersensible a la goma suele serlo a todos los productos fabricados con látex.

En este apartado también entran los tejidos. Aunque las prendas de algodón pueden producir reacciones de hipersensibilidad en ciertas personas, son las fibras sintéticas y los materiales naturales tratados con productos químicos los causantes de irritar gravemente la piel y producir reacciones alérgicas. En la industria textil se utilizan hoy en día más de 8.000 preparados, que van desde sustancias inocuas hasta algunas que pueden llegar a ser muy tóxicas. En los países occidentales se ha prohibido la utilización de muchos productos químicos de probada toxicidad, pero la gran mayoría de prendas que se venden en los comercios proceden de países con una reglamentación ecológica más permisiva.

LOS ALÉRGENOS MICROBIANOS

La mayoría de los agentes microbianos son capaces de producir hipersensibilidades retardadas, pero también de desencadenar reacciones inmediatas debido a un proceso infeccioso. Muchas veces es difícil distinguir entre infección y alergia.

La exposición reiterada a microbios provoca la reacción de los mecanismos tanto inmunológicos como no inmunológicos frente a agentes alérgenos microbianos. Esto origina una constricción persistente de los bronquiolos. Aparece la tos y el edema, que acentúan la irritación bronquial y acaban dañando las mucosas de las vías respiratorias. Surgen las crisis de asma, cuya causa primera es de difícil diagnóstico ya que, en este caso, las infecciones y la alergia a los agentes infecciosos suelen ir de la mano.

LAS RADIACIONES SOLARES

La alergia a los rayos del sol es cada vez más frecuente, y la contaminación tiene su parte de culpa. Además de reducir la capa de ozono de la atmósfera —que nos protege la excesiva irradiación solar—, la contaminación actúa como un catalizador que aumenta sus efectos.

Los síntomas de la alergia al sol se manifiestan en forma de enrojecimiento e inflamación de la piel, sobre todo en las partes de nuestro cuerpo que están más descubiertas, como el cuello, los antebrazos y los hombros. La zona irritada de la piel se llena de puntitos rosas con poco relieve que causan picazón y ardor.

Generalmente, esta alergia se debe a la exposición excesiva a los rayos infrarrojos y ultravioletas sin haber dado tiempo a la piel para que fabrique la película de bronceado. La alergia moderada retrocede en cuanto la piel empieza a producir melanina, que luego se convertirá en bronceado. En las personas predispuestas, un exceso de sol puede desencadenar un herpes, normalmente alrededor de los labios.

- *El eccema fotoalérgico.* La combinación de la exposición al sol, por breve que sea, y un producto concreto aplicado sobre la piel puede dar lugar a una reacción de hipersensibilidad que se manifiesta en forma de eccema. La causa es la alteración de las sustancias químicas contenidas en el producto debido a la acción de las radiaciones solares.

Las sustancias más conocidas que provocan fotoalergia son los perfumes, los cosméticos, los aceites esenciales, las lociones antisépticas, algunas cremas farmacológicas (como las pomadas antihistamínicas) e incluso los productos solares. También pueden desencadenar reacciones fotoalérgicas algunos fármacos ingeridos por vía oral: diuréticos, antiinflamatorios, antibióticos, algunos anticonceptivos, así como ciertas plantas como el hipérico, el hinojo y otras umbelíferas. En este caso, la manifestación más frecuente es la aparición de manchas rojas en las zonas descubiertas como la cara, el cuello, los brazos y las manos.

LOS MEDICAMENTOS

Las reacciones alérgicas más habituales que suelen provocar los medicamentos son urticarias, erupciones cutáneas, rojeces, inflamación de mucosas y dolores articulares, pero en personas hipersensibles pueden llegar a desencadenar un shock anafiláctico que les provoque la muerte. Son especialmente peligrosos aquellos que son inyectados directamente en el organismo, sin pasar por el aparato digestivo.

Los fármacos más comúnmente asociados a manifestaciones alérgicas son las sulfonamidas, los antiinflamatorios no esteroideos —aspirina, paracetamol— y los antibióticos, en especial los de la familia de la penicilina. También producen sensibilización los antidepresivos, los sedantes y los ansiolíticos. Curiosamente, existe una alergia —eso sí, poco frecuente— a los antihistamínicos, que son fármacos antialérgicos.

Manifestaciones clínicas

Cuando se produce una sensibilización alérgica, todas las células del organismo se ven implicadas pero, como se ha dicho anteriormente, la mayoría de manifestaciones patológicas afectan a los órganos y sistemas que actúan de frontera entre el cuerpo y su entorno inmediato, es decir, al aparato respiratorio, al digestivo, a la piel y a los ojos.

Un estado de sensibilización alérgica no se manifiesta clínicamente hasta que reaccionan el antígeno y las células sensibilizadas. Aunque unos más que otros, todos los tejidos pueden verse afectados, lo que provoca una gran variedad de síntomas que hace difícil atribuirlos a una alergia y, aún más, encontrar la sustancia causante de la misma.

La medicina oficial ha clasificado y etiquetado las manifestaciones alérgicas más habituales con la finalidad de hacer más fácil su diagnóstico y tratamiento. En cambio, para la medicina natural lo menos importante es el nombre de cada alergia. Como veremos en el apartado de tratamientos, la curación no pasa por la supresión de las crisis, sino por la modificación de las circunstancias vitales que las provocan. La predisposición a sufrir una alergia consiste, en realidad, en una falta de fuerza vital general —que suele ser consecuencia de la confluencia de diversos factores— acompañada de un estado tóxico en todo el organismo que provoca un estado de irritación crónica que acaba lesionando mucosas y tejidos.

RINITIS ALÉRGICA

La rinitis alérgica es una inflamación aguda o crónica de la mucosa nasal, según la presencia del alérgeno que la causa. Sus manifestaciones van desde las crisis de estornudos frecuentes, el goteo nasal y el prurito de las mucosas hasta la obstrucción crónica de la nariz. Sus complicaciones pueden derivar en sinusitis, otitis o pólipos nasales.

- *La rinitis aguda.* La histamina es el principal mediador de las reacciones alérgicas de la mucosa nasal. Aparece una hinchazón en los tejidos, acompañada de una vasodilatación que aumenta la permeabilidad de los capilares. La mucosa de nariz y párpados se infla, aparecen ojeras oscuras y congestión nasal que obliga a respirar por la boca. La fiebre del heno, también llamada polinosis, es la rinitis temporal más común y por su alto grado de afectación la abordaremos seguidamente.
- *La rinitis crónica.* Se caracteriza por presentar síntomas nasales continuos o intermitentes que duran todo el año pero, por lo general, se presentan de forma menos virulenta que en la rinitis aguda. La persistencia del trastorno puede determinar cambios crónicos, a menudo irreversibles, como el espesamiento o la hipertrofia de las mucosas respiratorias.

Aparte de los síntomas clásicos de la rinitis aguda, la rinitis alérgica crónica es causa de trastornos como el ronquido, la pérdida de olfato y de gusto, la disminución de la audición, la voz nasal, las cefaleas frontales y, especialmente en los niños, súbitos y frecuentes sangrados de nariz.

FIEBRE DEL HENO

Aproximadamente una de cada diez personas padece lo que se denomina un catarro de temporada: es la llamada fiebre del heno. Este tipo de alergia es una reacción inmediata de tipo I, desencadenada por la IgE. La alergia al polen suele aparecer en la infancia, tras pasar una fase previa de sensibilización de uno a varios años. Alrededor del 50 % de los alérgicos recuerda haber tenido los primeros síntomas entre los cinco y catorce años de edad. En cambio, solo uno de cada cinco alérgicos al polen contrae la fiebre del heno en la edad adulta.

El polen produce estornudos, secreción nasal acuosa, ojos hinchados, picor en la cavidad faríngea, tos irritativa y otros síntomas. El cuerpo reacciona en el mismo momento en que las mucosas entran en contacto con este alérgeno. La fiebre del heno tiene también efectos negativos sobre el estado general de quienes la padecen: están nerviosos, irascibles, sin ánimo y padecen insomnio. Todo ello puede llevar a una disminución significativa de su rendimiento diario. Cuando se presenta de manera regular y dura mucho tiempo puede propagarse a los bronquios y producir asma.

El calendario de los pólenes va desde febrero hasta noviembre, aunque los meses más críticos son mayo y junio, época de florecimiento de las gramíneas. Al comienzo de la época de la fiebre del heno tiene que haber en el aire mucho contenido de polen para desencadenar los síntomas alérgicos. Sin embargo, al final de los meses críticos, un porcentaje mínimo es suficiente para provocar reacciones de hipersensibilidad.

Los ácaros y los mohos también producen alergias temporales; los primeros en otoño coincidiendo con el encendido de las calefacciones y los segundos, tanto en primavera como en otoño, coincidiendo con las estaciones más húmedas del año.

ASMA BRONQUIAL

El sistema bronquial tiene la función de atemperar, filtrar, humedecer y transportar a los alveolos pulmonares el aire aspirado. El oxígeno pasa, entonces, de los alveolos a la sangre. Los bronquios se encargan también del proceso contrario; es decir, de transportar al exterior el anhídrido carbónico que elimina la sangre. Los bronquios están recubiertos de mucosa y cilios vibrátiles, cuya misión es la de mezclar con mucosidad las partículas de suciedad y las bacterias contenidas en el aire y expulsarlas a través de la faringe.

El asma bronquial es una disnea o dificultad respiratoria que se presenta en forma de ataque agudo, ocasionado por una constricción de los bronquios, por una hinchazón de las mucosas o por la dificultad para que se produzca el intercambio de gases en los alveolos a causa de una acumulación de mucosidad. A menudo se presentan los tres factores a la vez. El problema fundamental no consiste en llenar los pulmones de aire, sino en expulsar el aspirado. Consecuencia de ello es la denominada respiración del asmático, con sus típicos pitidos y estertores. Con frecuencia, la mucosidad segregada por las mucosas de los bronquios, especialmente espesa, provoca ataques de tos que agravan el estado general.

El asma bronquial ocupa el segundo lugar, por detrás de la fiebre del heno, en la lista de afecciones alérgicas. En realidad, la fiebre del heno y el asma son el mismo estado. Solo se diferencian por la membrana afectada. Asimismo, entre el 20% y el 30% de las personas que sufren rinitis alérgica corren riesgo de desarrollar un asma bronquial con el tiempo.

El aire frío, el polvo de casa, el pelo de animales, las plumas, algunos alimentos, e incluso los disgustos son los desencadenantes de los ataques de asma en personas sensibles. Pero es un error creer que estos agentes son la causa. En realidad lo que está sucediendo sigue el camino contrario: se produce una vulnerabilidad latente de las vías respiratorias que merma la capacidad de resistencia contra los ataques habituales del entorno. Una irritación crónica de los bronquios lleva entonces a hipersensibilizar los órganos al polvo, al polen, al frío, etcétera.

CONJUNTIVITIS ALÉRGICA

Los ojos, al igual que la nariz y la garganta, padecen los ataques de los alérgenos y la conjuntivitis alérgica es la manifestación más frecuente. La mayoría de personas con rinitis alérgica tienen también conjuntivitis.

La conjuntiva es la mucosa que tapiza la parte interna de los párpados y preserva la córnea. Se ocupa de la movilidad de los globos oculares a la vez que es una defensa frente a cuerpos extraños, gérmenes y sustancias nocivas. Cuando los anticuerpos presentes en la conjuntiva encuentran alérgenos —como polen, pelos de animal o polvo— se desencadena una reacción que, en las personas atópicas, puede resultar muy violenta: los mastocitos (ver la página 9, apartado

«Células y sustancias interactivas») vierten histamina y aparece el picor, la quemazón y la rubefacción ocular. Los ojos se hinchan y empiezan a lagrimear. Si los ácaros son los causantes de la reacción alérgica, los párpados pueden aparecer pegados por las mañanas. El dolor y la incapacidad de soportar la luz indican que otras partes del globo ocular también se hallan afectadas por el proceso inflamatorio.

La dermatitis de contacto en los párpados

La piel de los párpados es muy fina y delicada y eso la hace propicia a las sensibilizaciones alérgicas. Entre sus agresores se encuentran —junto con los alérgenos comunes que provocan conjuntivitis— los metales, las sustancias vegetales, los fármacos de uso local y sobre todo los cosméticos. Dentro de este último grupo hay muchos que provocan la sensibilización por su aplicación directa en los párpados; pero hay otros, como los esmaltes de uñas y los pintalabios, que también pueden entrar en contacto con los ojos a través de los dedos.

ECCEMA ATÓPICO

El eccema atópico es una dolencia muy extendida, principalmente en niños pequeños. Se trata de una alergia de tipo I que se caracteriza, en primer lugar, por la aparición en la piel de una mancha rojiza sobre la que se originan pequeñas vesículas que desencadenan un fuerte prurito. Ello induce a que el afectado se rasque, lo que provoca la rotura de las vesículas con la consiguiente supuración e irritación. A veces, estas lesiones se infectan, se forman costras y la piel adquiere un aspecto acartonado y grueso, con fisuras en las costras.

En los primeros meses de vida, este tipo de eccema surge en la cara, mentón, frente y pómulos, pero luego suele extenderse a todo el cuerpo. Se localiza especialmente en los pliegues de los codos, las muñecas y las rodillas, en los glúteos y los muslos. Su evolución pasa por diversas etapas: suele desaparecer la mayoría de las veces hacia los dos años de edad —aunque también puede persistir— y manifestarse como asma o rinitis alérgica en la adolescencia.

A diferencia de las dermatitis alérgicas de contacto, que afectan incluso a quienes no tienen predisposición, el eccema atópico es constitucional, es decir, solo se manifiesta en las personas atópicas, genéticamente predispuestas a las alergias. La enfermedad se caracteriza por accesos repentinos e imprevistos combinados con épocas más o menos largas de remisión, también espontánea.

El eccema atópico se considera una dolencia en la que convergen diversas causas, tanto ambientales como físicas y psicológicas. La alimentación es uno de los factores agravantes más probables, pero existen muchos otros más difíciles de diagnosticar. Todos los alérgenos ambientales y de contacto, así como las infecciones microbianas, las variaciones climáticas, el exceso de sudoración, el cansancio, los altibajos emocionales, etc., pueden provocar una erupción eccematosa en el niño con piel atópica.

DERMATITIS DE CONTACTO

La dermatitis de contacto presenta puntos comunes con el eccema atópico, pero su mecanismo es diferente. En este caso se trata de una reacción de hipersensibilidad retardada (tipo IV) causada por el contacto de la piel con una determinada sustancia. El periodo de sensibilización oscila entre los 10-15 días y varios años. Los linfocitos alterados por la exposición a la sustancia alergénica se diseminan por el cuerpo, lo que altera toda la piel.

Tras el periodo de sensibilización, la piel expuesta al alérgeno empieza a inflamarse y a picar en el transcurso de 24-48 horas. Aparecen manchas rojas, vesículas, forúnculos, costras, sequedad y descamación. Si el problema se cronifica, la piel acaba presentando constantemente un color enrojecido y una textura espesa. Después de interrumpir el contacto con el alérgeno, es necesario que transcurra un cierto tiempo para volver a recuperar la normalidad.

La lista de materiales que provocan dermatitis alérgica de contacto es muy amplia y aumenta día a día: agentes microbianos, tinturas, resinas que contienen formaldehído, cosméticos y perfumes, detergentes, tintes capilares y textiles, cremas, productos derivados del caucho, metales como el níquel y el cromo, plantas y medicinas de uso tópico, etc., están entre las causas más comunes de dermatitis de contacto.

La dermatitis alérgica de contacto es distinta de la irritativa. Es fácil confundirlas, ya que presentan los mismos síntomas. La irritativa es causada por una agresión tóxica o mecánica que no implica al sistema inmunitario, afecta solo a las áreas de contacto y depende tanto de la cantidad como de la frecuencia de exposición al material o a la sustancia agresiva. En cambio, la alérgica no depende de la cantidad de alérgeno ni de la duración del contacto, da positivo en los tests cutáneos y se extiende a otras partes del cuerpo, más allá de la zona directamente afectada.

LOCALIZACIÓN DEL ECCEMA DE CONTACTO ALÉRGICO Y POSIBLES CAUSAS	
ZONA	CAUSAS
Cuero cabelludo	Tintes, lociones capilares, champú, lacas, etcétera
Cara	Cosméticos, lociones *aftershave*, montura de gafas, etcétera
Párpados	Cosméticos (lápiz de ojos, rímel), colirios, champú, etcétera
Región peribucal	Lápiz de labios, pasta de dientes, material de prótesis, etcétera
Orejas	Bisutería (cobalto, cromo y níquel), gotas para el oído, montura de gafas, etcétera
Cuello	Bisutería, prendas de vestir, cuellos de piel, perfumes, etcétera
Axilas	Desodorantes, cremas depilatorias, pomadas para abscesos, etcétera
Tronco	Prendas de vestir, tintes, restos de detergentes y suavizantes, jabones de baño, cremalleras, botones de pantalón, cierres metálicos, etcétera
Región anal y genital	Cosmética íntima, fungicidas, anticonceptivos, jabones, ropa interior, etcétera
Brazos, muñecas y manos	Bisutería, relojes y pulseras, guantes, tintes, desinfectantes, etcétera
Piernas	Medias, calcetines, ligas, cremas, etcétera
Pies	Fungicidas, calcetines, zapatos, colas, betunes, etcétera

URTICARIA

La urticaria pertenece al grupo de las reacciones alérgicas inmediatas de tipo I, que se manifiestan a las pocas horas del contacto con el alérgeno. Es una afección frecuente que puede tener causas de origen muy diverso, tanto que la mayoría de personas han sufrido al menos un episodio de urticaria en el transcurso de su vida. Sus características particulares son la picazón intensa y el hecho de que la zona en que aparece cambia de forma rápida y constante. Puede localizarse en un área concreta del cuerpo o expandirse a otras. A veces viene acompañada de trastornos gastrointestinales, sobre todo después de ingerir un alimento en mal estado o un fármaco.

La erupción se produce por una liberación de histamina y por otros mecanismos todavía no muy bien conocidos. Sin embargo, hay que pensar que no todas las urticarias remiten a una reacción alérgica. Muchos alimentos —como el queso, el atún o las sardinas— tienen gran cantidad de histamina que puede dar lugar a este tipo de síntomas. Otros alimentos no contienen histamina pero sí sustancias que, en circunstancias concretas, la liberan. Además, ciertas infecciones de los órganos internos, alimentos en mal estado o determinados medicamentos pueden desencadenar la aparición de una urticaria, sin activar los mecanismos propios de la alergia.

Las personas de piel sensible pueden padecer urticarias producidas por factores externos, como una transpiración intensa, cambios bruscos de temperatura o, incluso, por nerviosismo.

Cuando los ataques de urticaria duran más de seis semanas seguidas se denomina urticaria crónica. A veces es posible individualizar la causa desencadenante (un fármaco, un alimento, una infección), pero a menudo no se consigue descubrir el origen. Aparece sin razón y suele desvanecerse del mismo modo. Sin embargo, en la mayoría de los casos, la urticaria desaparece en el transcurso de pocas horas y sin dejar marcas.

El edema de Quincke o angioedema

Es una forma grave de urticaria que ataca a las capas profundas de la dermis, en vez de limitarse a las superficiales. Provoca una rápida tumefacción de la cara, los labios y los párpados. Aparte de su forma común, inducida por una alergia, se ha registrado como efecto secundario de algunos medicamentos, en especial de los fármacos que se utilizan para el tratamiento de la hipertensión arterial. Si el edema se extiende a la lengua y la garganta, la persona afectada corre el peligro de ahogarse, por lo que requiere atención médica urgente.

ALTERACIONES DIGESTIVAS

Las alergias digestivas no tienen por qué ser siempre alergias alimentarias. Pueden estar causadas tanto por la sensibilidad a uno o varios componentes de un alimento como a un parásito de este o a alteraciones en la producción de enzimas del sistema digestivo, que provocan una inadecuada conversión del alimento en moléculas simples. Estas moléculas suelen ser proteínas que no han sido debidamente disgregadas en aminoácidos, por lo que se convierten en sustancias extrañas a las que nuestro sistema inmunitario ataca, lo que provoca la reacción de hipersensibilidad.

Las alergias digestivas —alimentarias o no— pueden manifestarse en la mucosa bucal, de los labios, del estómago o del intestino y provocan síntomas muy diversos: hinchazón, vómitos, diarreas, dolores abdominales, fiebre, urticaria y hasta pérdida de peso.

- *En la mucosa bucal.* Suelen ser alergias de contacto tipo IV, es decir, de mediación celular. Provocan gingivitis, glositis, aftas en cara interna de mejillas y paladar. El origen puede ser un alimento, pero también el dentífrico, un colutorio, una prótesis dental. El queso, la leche, los tomates, las nueces y algunas frutas (melocotón, ciruela, kiwi, etc.) son los alimentos más alérgenos de la mucosa bucal.
- *En los labios.* Los edemas de origen alérgico que se producen en los labios responden a una hipersensibilidad de tipo I, mediada por IgE. El alérgeno suele ser un alimento o fármaco. En cambio, la hinchazón provocada por una alergia de contacto en esta zona —por ejemplo, a causa del lápiz de labios— es de tipo IV.
- *En el tracto digestivo y el intestino.* La leche de vaca es uno de los principales alérgenos alimentarios que provoca reacciones de hipersensibilidad inmediata como los vómitos y las diarreas. Destaca en este apartado la enfermedad celíaca, que no es una alergia sino un estado permanente de intolerancia al gluten que se caracteriza por un síndrome de incorrecta absorción y atrofia de las vellosidades.

SHOCK ANAFILÁCTICO

La anafilaxis o el shock anafiláctico es una reacción alérgica severa y potencialmente fatal. Es una alergia de tipo inmediato. Los síntomas son tanto más graves cuanto más rápida es la reacción de hipersensibilidad tras el contacto. El shock se produce porque la histamina provoca una vaso-dilatación y un aumento de la permeabilidad de los capilares así como otras complicaciones que hacen que el flujo sanguíneo no llegue a los órganos. Las consecuencias son una condensación de la sangre, un descenso brusco de la tensión arterial y, finalmente, el colapso de la circulación y de las funciones vitales.

El shock anafiláctico aparece de repente, pocos minutos después de la ingesta de un alimento, la inyección de una sustancia (como la penicilina) o la picadura de un insecto. Se hinchan los ojos y las mucosas orales, de la laringe y de la glotis. La persona tiene dificultad para respirar, su piel adquiere un tono pálido y azulado, el pulso es rápido y débil, suda, hay relajamiento muscular y, finalmente, se produce el coma. Aunque se da en muy contadas ocasiones, se trata de una situación muy crítica que puede llevar a la muerte de la persona que lo padece si no se actúa de inmediato.

OTRAS PATOLOGÍAS ASOCIADAS

Hemos visto las manifestaciones orgánicas más frecuentes que produce una alergia. Sin embargo, existen otro tipo de trastornos que pueden tener su raíz en una reacción hipersensible sin que la persona lo relacione con un alérgeno concreto. Se trata de los dolores de cabeza, la hiperactividad, la fatiga crónica y los reumatismos. Analizaremos a continuación cada una de ellas y su relación con las alergias.

Cefaleas

Los dolores de cabeza son muy frecuentes, hasta el punto que alrededor de un 90% de adultos afirma haberlos sufrido alguna vez. Una gran mayoría están relacionados con el estrés y la fatiga y hay que considerarlos como una respuesta «normal» a ese estrés. Pero aproximadamente un 25% de estas molestias tienen las bebidas o los alimentos como factor desencadenante y suele haber, al mismo tiempo, algún tipo de alergia asociado: es habitual la cefalea que acompaña a la aparición de una urticaria o a las crisis de rinitis características de la fiebre del heno. Existe, sin embargo, un tipo de dolor de cabeza diferente: la migraña.

- Migrañas alérgicas

La migraña es un violento dolor de cabeza que aparece y desaparece en brotes. Este dolor puede ir o no precedido de señales premonitorias. Suele localizarse al principio en la zona de la sien, desde donde se extiende gradualmente hasta dominar por completo la mitad de la cabeza. De hecho, es la razón por la cual se llama migraña, una palabra derivada del latín *hemicranea* (media cabeza). De todos modos, el dolor puede afectar a ambos lados de la cabeza o alternarse entre un lado y el otro. El brote dura desde unas pocas horas hasta dos o tres días. Echarse en la cama a oscuras y dormir es la única esperanza de conseguir un cierto alivio, ya que la luz y el ruido resultan insoportables.

La causa fisiológica de la migraña es vascular: los vasos sanguíneos responden al factor desencadenante con una vasoconstricción. Se cierran y, al hacerlo, reducen de forma considerable la cantidad de sangre que llega al cerebro. Aparecen los pinchazos agudos, al tiempo que las regiones del cerebro privadas del correcto aporte de sangre generan alteraciones y envían todo tipo de mensajes nerviosos erróneos: destellos visuales, alucinaciones olfativas, auditivas, etc. Después de unos treinta minutos de vasoconstricción se produce la respuesta contraria: la vasodilatación, que es la inductora del dolor que caracteriza la migraña.

Ciertos alimentos tienen una acción directa sobre la aparición de la migraña sin que sea de tipo alérgico: es el caso de los quesos fermentados ricos en el aminoácido *tiramina*, los vinos que llevan *sulfitos* como conservante, los platos de los restaurantes chinos que contienen *glutamato sódico*, la *fenilalanina* presente en el chocolate y los apetecibles hot-dogs con *nitrito de amilo* en su superficie. Todos estos alimentos tienen una cosa en común: contienen sustancias naturales o añadidas que afectan a los vasos sanguíneos.

Hiperactividad y fatiga crónica

En 1908 empezaron a aparecer en las revistas médicas noticias que afirmaban que algunos niños se volvían irritables, impacientes, intranquilos e incapaces de dormir cuando tomaban determinados alimentos. Surgió la pregunta de si estos niños tenían alguna alergia que podía influir en su cerebro o en su sistema nervioso de modo similar a como el asma afecta a los pulmones, o la fiebre del heno a la nariz. Los primeros estudios describían a estos niños como extraordinariamente fatigados, mientras que otros constataban que había alimentos que cambiaban la conducta de los pequeños, que se volvían díscolos, distraídos, desorganizados y olvidadizos. En los años posteriores se observó que los típicos alérgenos —el polen, el polvo, el moho, etc.— podían provocar reacciones semejantes. Ello condujo a establecer una relación entre un estado de hiperactividad o de fatiga y una alergia, que, por tanto, se convierte en un elemento más que contribuye a desencadenar este trastorno. De todos modos, en la hiperactividad tienen un peso mucho mayor los factores sociales y familiares, que pueden ser tan diversos como un sistema educativo inadecuado, los efectos sobre los hijos de la falta de conciliación entre la vida familiar y la vida laboral o el poco contacto con la naturaleza.

- La acumulación de sustancias tóxicas, otro factor más

En el libro *Por qué es hiperactivo su hijo*, del doctor Ben F. Feingold, se defiende la tesis de que la hiperactividad está provocada en buena medida por sustancias artificiales presentes en la dieta, como los potenciadores del sabor y los ácidos salicílicos. Afirma que ciertos alimentos inocuos que no ejercen por sí mismos una acción sobre el organismo, al ser manipulados por la industria alimentaria y cargados de sustancias químicas, sí tienen el efecto de inducir toxicidad en el cuerpo. A determinadas personas que son especialmente sensibles a estados nerviosos, la sobrecarga de estas sustancias tóxicas les exacerba la fatiga crónica o la hiperactividad que padecen.

Enfermedades reumáticas

Existe más de un centenar de dolencias que afectan a las articulaciones y a los tejidos que las recubren: lumbago, gota, sinovitis, artritis reumatoide, etc. Todas ellas reciben el nombre inespecífico de reuma y tienen en común que se trata de un proceso inflamatorio, pero las causas pueden ser muy dispares.

De todas las enfermedades reumáticas, la que se ha relacionado más con un origen alérgico es la artritis reumatoide. Se trata de una inflamación crónica de la sinovia, que es el tejido que recubre las articulaciones. Esto tiene diversos efectos. El primero, que la sinovia se engrosa; después se acumula una excesiva cantidad de líquidos en la articulación; y, por último, las células inflamadas destruyen el cartílago. Aparece dolor y rigidez y, con el tiempo, la articulación se vuelve inestable y se deforma.

Aunque existe un componente de transmisión genética, se ha comprobado que la artritis reumatoide mejora ostensiblemente al eliminar de la dieta potenciales alimentos alergénicos, como los productos lácteos o el gluten, así como aumentando el consumo de vegetales crudos e incluso haciendo ayunos a base de zumos.

La visión psicosomática de la alergia

La alergia es un proceso inmunológico que, como hemos visto, tiene una explicación fisiológica. Pero se ha comprobado que existe una gran interdependencia con el estado emocional de la persona, ya que el sistema nervioso produce sustancias capaces de modular la respuesta alérgica. ¿Es, pues, la alergia una enfermedad derivada de un desequilibrio nervioso?

La psiconeuroinmunologia (PNI), una ciencia joven que nació con el objetivo de estudiar de forma sistemática las posibles relaciones existentes entre psique, sistema endocrino y sistema inmunológico, tiene mucho que decir al respecto. El estudio de la experiencia clínica y la observación fueron el germen de esta rama de la ciencia, cuya finalidad es concretar en qué medida los estímulos nerviosos y las emociones pueden originar trastornos hormonales e inmunológicos.

El sistema nervioso pone en relación al individuo con los procesos y cambios del mundo exterior e interior. Para ello, capta los estímulos procedentes del medio a través de receptores diseminados por todo el organismo y, una vez procesada la información, ordena una respuesta. En el sistema nervioso central radica una de las principales diferencias entre el hombre y el resto de los seres vivos: la racionalidad.

El control de las emociones se lleva a cabo en ciertas áreas de la corteza cerebral. Cada emoción es procesada como un estímulo que, a través de fibras nerviosas, incide sobre la hipófisis —la glándula que produce las principales hormonas de nuestro organismo— y el sistema inmunitario. Está demostrado que las buenas noticias aumentan el nivel y la efectividad de los linfocitos, mientras que un estado depresivo debilita las defensas. Por tanto, las emociones tienen un papel importante en los procesos endocrinos e inmunológicos y quizá sea la explicación de por qué una alergia en estado latente que nunca ha dado síntomas se convierte en una dolencia.

LA PERSONALIDAD ALÉRGICA

El psicoanalista Pierre Marty, fundador de la clínica psicosomática moderna, describió en 1958 la personalidad alérgica del adulto como una manera particular de reaccionar ante las relaciones afectivas. Según Marty, cuando en una relación aparecen dificultades, la persona alérgica tiende a reaccionar «defendiéndose» de los sentimientos que experimenta, ya que los percibe como peligrosos.

Es evidente la analogía entre lo que ocurre en el plano psíquico y lo que ocurre en el físico: en ambos casos entran en juego los sistemas defensivos de la persona. El individuo alérgico se defiende continuamente y, tanto por lo que respecta al ámbito físico como psíquico, lo hace de forma evasiva: desplaza la reacción a elementos del mundo externo habitualmente neutros. Igual que el sistema inmunitario manifiesta la intolerancia percibiendo una sustancia inocua como un enemigo peligroso, del mismo modo el sistema psíquico desplaza la reacción hostil hacia otras partes del mundo afectivo. En otras palabras, en vez de afrontar, pongamos por caso, un conflicto con la pareja, los hijos o el jefe, la personalidad alérgica desplaza su hostilidad hacia otras áreas de su mundo que objetivamente no son problemáticas: el estudio, la actividad laboral, la vorágine de la ciudad, el aburrimiento de la vida cotidiana, etc. Esta forma de defenderse hace que la persona alérgica sea vulnerable y que cualquier acontecimiento pueda convertirse en el desencadenante de una crisis.

El origen de este mecanismo de defensa reside en un bloqueo del sistema emocional del individuo que tiene lugar durante las primeras décadas de la vida. Es frecuente encontrar personas alérgicas que han tenido que pasar por un proceso de separación de una figura de referencia (normalmente la madre) cuando todavía no se había completado su proceso de individualización, es decir, la maduración de su personalidad. Esta separación forzosa no es aceptada por el inconsciente y prepara el terreno para que cualquier acontecimiento desestabilizador desencadene una alergia.

Personas con idéntica predisposición alérgica pueden tener más o menos crisis según su vulnerabilidad psicológica

El poder de la mente es tal que personas con idéntica predisposición alérgica pueden tener más o menos crisis según su vulnerabilidad psicológica.

EL CHOQUE EMOCIONAL DESESTABILIZADOR

En su libro *Las alergias no existen*, el doctor Salomon Sellam propone una visión psicosomática de las alergias que va más allá de la presencia del alérgeno y sus consecuencias fisiológicas. Para Sellam, «el alérgeno o elemento perturbador no es más que un simple testigo desencadenante de una primera situación conflictiva y desestabilizadora, vivida con anterioridad y ocultada entre las capas más o menos profundas del inconsciente». Considera que a menudo la curación pasa por sacar a la luz este primer enfrentamiento conflictivo en el historial emocional de la persona.

Desde el punto de vista psicológico, la manifestación alérgica estaría vinculada con el sistema psíquico de defensa que propugnó Freud, cuyo primer elemento es la represión: un acontecimiento desestabilizador que no ha sido asimilado se convierte en fuente de sufrimiento y, para paliarlo, queda oculto en las profundidades del inconsciente. Pero cuando surge de nuevo una situación desestabilizadora entra en funcionamiento un mecanismo de desplazamiento y proyección que hace que la persona centre su atención en un elemento anodino —el alérgeno— y así evita el sufrimiento psíquico.

Según el doctor Sellam, existen dos fases en el desarrollo de una alergia, entre las cuales puede transcurrir un breve instante o varios años.

- *Fase de sensibilización.* Siempre transcurre sin síntomas y se relaciona con un episodio inicial muy preciso en la vida de una persona, que le ha dejado una huella psíquica. En esta primera fase desestabilizadora el sistema psíquico de defensa opta por la represión.
- *Fase de recuerdo.* Aparece la crisis alérgica propiamente dicha en la que, siguiendo la analogía del complejo anticuerpo-antígeno, se forma una especie de «complejo psíquico» en el cual se asocian el episodio inicial traumático y el alérgeno para formar un dúo indisociable.

EL PAPEL DEL ALÉRGENO

¿Por qué unos simples granos de polen, unos inofensivos ácaros o unos pelos de nuestra mascota pueden provocar semejantes reacciones de hipersensibilidad?

En realidad, el alérgeno podría ser cualquier elemento con el que la persona estaba en contacto cuando sufrió el choque emocional desestabilizador. A partir de entonces, el alérgeno, siempre unido a una situación anterior percibida como impactante, advertiría de la repetición de un choque emocional conocido, pero ocultado. Toda la cascada de síntomas que aparecen podría considerarse la «alternativa» más adecuada para evitar que la persona afronte de nuevo una situación que interiorizó como traumática en una experiencia anterior.

MENTE, NERVIOS Y HORMONAS

Los seres vivos se ven expuestos cada día a dos tipos de agresiones: externas e internas. Para enfrentarse a ellas disponen de un doble sistema de defensa: el inmunitario y el psíquico.

- *El sistema inmunitario* está compuesto por un arsenal de células y moléculas de las que ya se ha hablado en los primeros capítulos de este libro. Protege de las agresiones microbianas o de cualquier otro elemento exterior —como los alérgenos— al detectarlos tan pronto penetran en el organismo y memorizarlos en el seno de células especializadas. Es la memoria celular, y gracias a ella podemos evitar numerosas infecciones.
- *El sistema psíquico de defensa* protege de las agresiones interiores esencialmente representadas por los traumas ocultos en el inconsciente. Posee sus propias leyes

y mecanismos, que Sigmund Freud estableció y que sus sucesores han ido desarrollando.

La mente registra todos los episodios que acontecen durante la vida y los clasifica subjetivamente como positivos o negativos. El resultado es la formación de una memoria psíquica que, a diferencia de la memoria celular, aún está muy lejos de conocerse exhaustivamente.

Los buenos recuerdos pueden emerger con facilidad al consciente de la persona, ya que no representan ningún trauma y proporcionan sensaciones de plenitud, bienestar y alegría. En cambio, los malos recuerdos evocan sensaciones de malestar, inestabilidad, miedo, inquietud o inseguridad. Si lo

El síntoma alérgico es la señal de una vivencia emocional desestabilizadora

juzga necesario, el sistema de defensa psíquico oculta total o parcialmente el recuerdo para que no invada constantemente la vida diaria. Para ello utiliza la represión, que es el mecanismo que hace que la alergia no desaparezca.

El sistema nervioso actúa de puente entre el sistema psíquico de defensa y el inmunitario. Se forma así el complejo psíquico de la alergia, formado por tres elementos unidos e indisociables: episodio inicial desestabilizador, alérgeno, emoción. La visión psicosomática de la alergia se centra esencialmente alrededor de esta tríada.

El mensaje de los síntomas

Desde el punto de vista psicosomático, cada síntoma alérgico tiene un significado. En la mayor parte de los casos, la inflamación provocada por la liberación de histamina se resume

en un «no quiero o no puedo estar en contacto con el alérgeno (en realidad el acontecimiento traumático), si no volveré
a pasarlo muy mal». A continuación se muestran varios
ejemplos de algunas dolencias alérgicas ya descritas anteriormente, pero ahora con su lectura psicosomática:

- *Rinitis.* Los síntomas principales son la falta de olfato
  y los estornudos. Su significado es: «No quiero percibir
  algo» y «quiero expulsar algo fuera de mi territorio».
  Hay un deseo de echar a un intruso del espacio de se-
  guridad o libertad de la persona.
- *Conjuntivitis alérgica.* El lagrimeo y el picor impiden ver
  correctamente. Su significado es: «No quiero o no puedo
  volver a ver algo que para mí es desestabilizador».
- *Dermatitis alérgica.* Aparece picor e hinchazón de la
  piel. Su significado es: «No quiero o no puedo estar en
  contacto con algo o alguien».
- *Edema de Quincke.* El principal síntoma se sitúa en la
  garganta y tiene que ver con algo no dicho o con recuerdos de ahogo como el estrangulamiento con el cor-
  dón umbilical durante el parto.

Así se podría seguir tirando del hilo para descubrir que detrás de cada síntoma orgánico hay un trauma emocional.
Sensaciones conscientes o inconscientes se esconden en lo
más profundo del cerebro y constituyen la estación de origen
de la que saldrán las vías que conectan la mente con los sistemas orgánicos para dar lugar a una cascada de síntomas
psicosomáticos que volverán a aflorar cada vez que se repro-
duzca una situación traumática.

La influencia de la dieta en las alergias

La alimentación es un pilar básico a la hora tanto de prevenir como de tratar procesos alérgicos. En este ámbito hemos de tener en cuenta dos elementos importantes e interrelacionados entre sí: la alimentación moderna y el estado del intestino.

Para que los agresores externos puedan actuar en nuestro organismo, primero deben penetrar en él. El intestino delgado es la vía de entrada más importante, la única barrera que separa esos agentes externos potencialmente peligrosos de la circulación sanguínea. Es imprescindible mantener en buen estado la mucosa intestinal, ya que de su impermeabilidad depende el paso de sustancias extrañas al torrente sanguíneo.

- *Cuando la alimentación es correcta.* El modo de nutrición influye tanto en la estructura de las paredes del intestino delgado como en la flora que contiene. Cuando es correcta, las enzimas digestivas e intestinales están adaptadas a las moléculas ingeridas. Estas últimas no atacan la mucosa y son divididas en fragmentos muy pequeños. La pared del intestino se encuentra en buen estado y deja pasar únicamente estas pequeñas moléculas. Así mismo, la flora bacteriana —con más de 500 especies— está presente en abundancia. Estas bacterias viven en simbiosis con el organismo humano, lo protegen de múltiples enfermedades y le ayudan a reforzar el sistema inmunitario.

- *Cuando la alimentación es incorrecta o deficiente.* Es la situación más habitual hoy día. Se produce una desadaptación entre las enzimas y las moléculas que entran en el organismo. Esto produce una digestión insuficiente de los alimentos, un cambio hacia una flora de putrefacción con aparición de bacterias más o menos peligrosas y la agresión contra la mucosa del intestino, que puede verse afectada y convertirse en demasiado permeable.

Por otra parte, una deficiente preparación de la comida, el trabajo, el cansancio, la fiebre, los dolores, el miedo, la rabia, la excitación y otros factores emocionales dificultan las funciones digestivas. El estrés tiene un papel agravante, ya que favorece la secreción de interferón gamma, una sustancia que liberan los linfocitos y cuyo efecto es abrir separaciones entre las células que forman la membrana basal, lo que produce una agravación de la permeabilidad intestinal. A través de la mucosa, ahora porosa, pasan macromoléculas alimentarias y bacterias causantes del desarrollo de diversas enfermedades que se clasifican según su origen:

- Fragmentos de proteínas con poder antigénico, capaces de activar los linfocitos T. Pueden causar enfermedades autoinmunes como esclerosis en placas, lupus, esclerodermia, poliartritis, etcétera.
- Moléculas que no son reconocidas por los linfocitos T, pero que van acumulándose en los tejidos y producen

enfermedades de «ensuciamiento»: artrosis, hipercolesterolemia, gota, depresión endógena, parkinson, fibromialgia, envejecimiento precoz, etcétera.

- Moléculas que no pueden romper las enzimas pero que son eliminadas gracias a los neutrófilos y los macrófagos, que las transportan hacia los órganos de eliminación (hígado, intestino, vías respiratorias, piel, etc.). Cuando los glóbulos blancos son muchos provocan una inflamación de estos órganos y dan lugar a patologías de «eliminación» como la bronquitis, el asma, el acné, los eccemas, la rinitis alérgica, etcétera.

Ya sea frente a enfermedades autoinmunes, de ensuciamiento o de eliminación, una dieta correcta y, en caso necesario, la elección de unos complementos nutricionales, mejorarán sustancialmente la situación.

CORRECCIONES DIETÉTICAS

La reacción alérgica a un determinado alimento o producto solo se produce en las personas que son sensibles a él. Esta sensibilidad es de tipo individual, por lo tanto:

- No existen alimentos o productos que produzcan alergias a todo el mundo.
- Cualquier alimento, producto o sustancia química puede causar alergia a alguien que sea sensible a él.

En cualquier caso de alergia, a menos que la causa esté totalmente clara, se recomienda seguir una «dieta de eliminación» o antialérgica. En ella se prescinde de los alimentos que más a menudo causan reacciones. Después, paulatinamente y de forma controlada, se van añadiendo alimentos hasta descubrir el que causa los síntomas. La reducción o eliminación de los alimentos que se citan a continuación puede mejorar cualquier tipo de alergia de origen alimentario:

- *Leche.* Puede coincidir o no con la intolerancia a la lactosa. Se produce por un rechazo a las proteínas lácteas y se manifiesta con síntomas cutáneos (eccema, atopía, urticaria), digestivos (flatulencia, diarrea) y respiratorios (asma). En adultos, también puede causar migraña.
- *Quesos curados.* Además de proteínas lácteas, los quesos curados contienen sustancias —como la tiramina y la histamina— que favorecen las reacciones alérgicas.
- *Pescado.* En los niños se suele manifestar como eccema atópico o asma y en los adultos puede ser causa de urticaria, asma u otras alteraciones. El consumo de pescado parasitado por larvas de *Anisakis* es causa frecuente de este tipo de reacciones.
- *Marisco.* Es el producto que causa mayor número de alergias. En algunos casos se debe a que contiene larvas de *Anisakis* y, en otros, al rechazo que provocan sus proteínas.
- *Huevos.* La proteína de la clara, llamada ovomucoide, causa reacciones alérgicas, sobre todo en niños. La dermatitis atópica y el asma son sus manifestaciones habituales.
- *Carne.* Muchos niños alérgicos a la leche de vaca lo son también a la carne de vacuno, debido a la similitud entre las proteínas de ambos alimentos. El consumo habi-

tual de carne, especialmente si se come poco hecha, favorece las reacciones alérgicas.

- *Aditivos.* Los colorantes, el ácido benzoico y los sulfitos son los aditivos que con mayor frecuencia causan alergia. Las manifestaciones suelen ser cutáneas (eccema, urticaria) y respiratorias (rinitis, asma).

- *Bebidas alcohólicas.* El vino y la cerveza suelen producir alergias debido a su contenido en sustancias químicas y aditivos. El vino contiene, además, tiramina y la cerveza restos de levaduras, productos altamente alergizantes.

- *Especias.* Pueden causar alergia por contacto con la piel, por inhalación del polvillo que desprenden y por ingesta. Las manifestaciones son de tipo cutáneo, respiratorio o digestivo.

- *Chocolate.* Contiene una sustancia estimulante, la feniletilamina, que propicia las reacciones alérgicas, si bien hay que decir en su favor que ha sido llamada la «molécula del amor» por las sensaciones que desencadena, semejantes a las de un flechazo.

- *Miel.* La alergia a este producto natural se debe a dos de sus componentes: a las pequeñas cantidades de proteínas procedentes de las glándulas bucales de la abeja y a los restos de polen.

- *Gluten.* Es la proteína que se encuentra en la mayoría de cereales, sobre todo en el trigo, la cebada y el centeno. Favorece reacciones alérgicas como la dermatitis atópica y los eccemas. En personas sensibles, causa celiaquía.

- *Frutos secos.* Los cacahuetes y las nueces son los que provocan alergia con mayor frecuencia, sobre todo en niños. Los eccemas cutáneos son su manifestación más habitual.

- *Frutas y hortalizas.* El kiwi, el aguacate, el plátano, las fresas, el apio y las zanahorias son los más alergénicos. A veces se debe a una reacción cruzada con los pólenes (ver la página 32, apartado «Los trofoalérgenos»).

Además de abstenerse de tomar los alimentos mencionados, una dieta antialérgica debe evitar el azúcar, las harinas refinadas, los fritos y los métodos de cocción a temperaturas elevadas e incorporar vegetales crudos y complementos que ayuden a desintoxicar y nutrir el organismo, las dos premisas básicas para recuperar la salud. Es importante aumentar el consumo de:

- *Aceites vegetales.* Aliñar las ensaladas con aceites de primera presión en frío de girasol, oliva, borraja, onagra y lino es la mejor manera de nutrir las membranas celulares y reforzar su estructura, lo que evitará la permeabilidad a sustancias alérgenas.
- *Alcachofas.* Estimulan la función desintoxicadora y depuradora del hígado y del riñón.
- *Hortalizas.* Son muy efectivas en forma de zumo para facilitar la eliminación de desechos tóxicos de la sangre, lo que contribuye a mejorar los eccemas. El rábano, el pepino y los berros son algunas de las más eficaces.
- *Leche vegetal.* La simple sustitución de la leche de vaca por leche de soja, avena, arroz o almendras produce una rápida mejoría de muchas dermatitis.
- *Semillas de girasol.* Aportan ácidos grasos esenciales como el linoleico así como la vitamina E, necesarios para la elasticidad y buen estado de la piel. Deben tomarse sin sal.

- *Suero acidificado.* El suero de leche hidrolizado y acidificado con lactobacilos es un complemento nutricional que protege la mucosa intestinal y reduce su permeabilidad a diversas sustancias causantes de alergia. Los lactantes con dermatitis atópica mejoran significativamente con este alimento probiótico.
- *Vitamina A.* Necesaria para que las células de la piel se mantengan unidas entre sí y en buen estado. Las zanahorias, las verduras y las frutas de color amarillo o anaranjado son las mejores fuentes vegetales de esta vitamina.
- *Vitaminas del grupo B.* Las vitaminas B_3 y B_6 son especialmente importantes, ya que un pequeño déficit provoca sequedad de piel, con lo que la hace más propensa a padecer eccemas, grietas y otros tipos de dermatitis. Los cereales integrales y el germen de trigo son una buena fuente.
- *Ciruelas umeboshi.* Este producto procedente de Japón y habitual en la cocina macrobiótica es un buen aliado para mantener el correcto funcionamiento del sistema hepático-digestivo y evita la proliferación de bacterias indeseables. También ayuda a tener un correcto pH sanguíneo.
- *Miso.* Es otro alimento macrobiótico de origen asiático que se obtiene de la fermentación de la soja. Además de ser muy completo, alcaliniza la sangre y ayuda a la digestión y asimilación de otros nutrientes gracias a sus enzimas naturales, lactobacilos y levaduras resistentes a los mohos.

LAS FASES DE LA DIETA ANTIALÉRGICA

Antes de empezar una dieta antialérgica es recomendable buscar la supervisión de un especialista, ya que hay que asegurarse de que la ingesta de calorías y nutrientes es la adecuada.

Lógicamente, frente a una alergia o una intolerancia alimentaria la primera medida terapéutica es la supresión de los alimentos que la provocan. Pero no es tan fácil si se desconoce el alérgeno. Además, se suele tener una especial predilección por los productos que causan problemas, lo que aún hace más complicado suprimirlos completamente de la dieta.

A continuación podemos ver las cinco fases para descubrir qué alimento provoca alergia o intolerancia. Es importante llevar una agenda desde el primer día y anotar en ella tanto lo que se ingiere como los síntomas que aparecen cuando se introduce un alimento nuevo.

FASE I: *dos días de ayuno*

El primer día, la dieta consiste en tomar solo infusiones de plantas medicinales depurativas (diente de león, alcachofa, cardo mariano, ulmaria, etc.).

El segundo, zumos de fruta y caldos de verduras.

FASE II: *de dos a cuatro semanas de dieta cruda*

Se puede comer la cantidad que se desee, en cualquier combinación. Es aburrido, pero no se pasa hambre. Todo tiene que ser fresco. Si se utiliza sal, tiene que ser pura, sin aditivos químicos.

Advertencia: durante las fases I y II pueden aparecer dolores de cabeza, musculares, fatiga y cansancio. Son síntomas normales, que indican que el organismo se está depurando de toxinas. Pero en cuanto desaparecen, la persona se siente más vital y libre de reacciones alérgicas.

FASE III: de uno a dos meses de dieta vegetariana de transición

La mayor parte de los alimentos se tomarán crudos, pero se pueden introducir algunos cocinados de bajo contenido alergénico. Requiere una abstinencia total de productos lácteos y cárnicos.

Advertencia: cualquier síntoma que siga presente al finalizar esta fase no se puede achacar a los alimentos que no se han consumido. En este caso, podría ser que hubiera intolerancia a algún producto de los autorizados en las primeras etapas de la dieta, o que exista una sensibilidad química o una fermentación intestinal.

Si se produce una sustancial reducción de los síntomas se pasa a la siguiente fase. Entonces es el momento de hacer la prueba de los alimentos uno a uno. El periodo de desintoxicación de las primeras fases cumple dos funciones: primero, elimina los síntomas y segundo, no menos importante, prepara al organismo para reaccionar ante alimentos nuevos a medida que se introducen. En otras palabras, las reacciones de intolerancia serán mucho más evidentes. Cualquier cosa que altere este estado de mejoría tiene que considerarse como una reacción.

FASE IV: dieta progresiva de reintroducción

Se reintroducirán los alimentos uno a uno para identificar los causantes de los síntomas. La mayoría de reacciones aparecen a las cinco horas de la ingestión del alimento, aunque algunos pueden necesitar un poco más. Los que tardan más en producir reacción se prueban al atardecer, ya que así tienen toda la noche para desencadenar los síntomas. De este modo, si al despertar se detecta malestar, hay que culpar al alimento nuevo de la noche anterior. Las normas en esta fase son:

- Los alimentos nuevos tienen que probarse uno a uno y siempre dejar un intervalo de cinco horas antes de introducir el siguiente.
- Consumir cualquier alimento que sea seguro junto con el que se introduce de nuevo.
- Cualquier síntoma que se experimente debe achacarse al último alimento introducido.
- Si hay dudas con algún producto, es mejor eliminarlo. No tiene importancia si por error se considera causante de síntomas un alimento, porque puede volverse a probar al cabo de unos días. Lo que sí tiene importancia es que involuntariamente se reintroduzca un alimento problemático en la dieta.
- Si no se produce reacción a un alimento, se considerará seguro y se puede consumir tanto como se desee a partir de ese momento.
- Si hay una reacción, es preciso dejar de probar nuevos alimentos y no comer nada nuevo hasta que desaparezcan los síntomas.

Advertencia: los cereales y el azúcar no siempre producen una reacción inmediata. Con frecuencia tardan de dos a tres días en provocar síntomas. Se puede consumir trigo tres días seguidos y despertarse al cuarto día con una migraña. Por ello es mejor dejar este grupo de alimentos para el final.

FASE V: introducción de alimentos procesados

En la alimentación convencional se emplean más de mil sustancias químicas. Unas son aditivos cuyo objetivo es evitar o retrasar la descomposición de los alimentos, mejorar su sabor, cambiar su color o reforzarlo, alterar su textura o mantener su calidad nutritiva. Otras son agentes que intervienen en el proceso de fabricación y, una vez elaborado el producto, se eliminan o se mantienen en el alimento. Su origen puede ser natural o sintético. Lo que sí tienen en común es que todas estas sustancias «adicionales» han sido sometidas a diversas pruebas y estudios para establecer los niveles máximos permitidos. Aun así, algunas de ellas —especialmente las sintéticas— pueden llegar a provocar manifestaciones alérgicas en personas sensibles a dosis consideradas seguras para la salud por los organismos sanitarios.

LA IDENTIFICACIÓN DE LOS ADITIVOS

Los aditivos aprobados por la Comunidad Europea se designan con la letra E, seguida de tres dígitos, donde el primero es el tipo de aditivo. Así, según el número de identificación, se clasifican en:

- Colorantes. Desde E100 hasta E199.
- Conservantes. Desde E200 hasta E299.
- Antioxidantes. Desde E300 hasta E399.
- Espesantes, estabilizantes y emulsionantes. Desde E400 hasta E499.
- Reguladores de la acidez y pH. Desde E500 hasta E599.
- Potenciadores del sabor. Desde E600 hasta E699.
- Varios: agentes de recubrimiento, gases de envasado, etc. Desde E900 hasta E999.
- Otros productos químicos: almidones modificados, etc. Desde E1100 hasta E1599.

Llegado el momento de la cuarta fase, sería deseable continuar con una dieta lo más natural posible pero, dado que muchas veces nos vemos inmersos en situaciones en las que no tenemos más remedio que ingerir algún producto procesado, es recomendable iniciar un periodo de pruebas para detectar si nuestro organismo presenta algún tipo de alergia o intolerancia a los aditivos.

Una vez se han descubierto qué ingredientes de la dieta son seguros y cuáles pueden causar problemas se puede iniciar esta cuarta etapa. No tiene un periodo determinado y puede durar el tiempo que uno desee. Durante la primera semana se pone una especial atención en los aditivos que se añaden voluntariamente a los platos (ketchup, especias, sal, etc.). Después se puede pasar a alimentos con múltiples ingredientes así como a los precocinados: jamón, salsas, chocolate, pasteles, pizzas, galletas, conservas, etcétera.

A veces, el problema no estriba en los alimentos que se ingieren sino en el estado del intestino. Una de las causas más frecuentes de intolerancias alimentarias y de manifestaciones alérgicas es la candidiasis, que provoca fermentación intestinal, permeabilidad y manifestaciones clínicas que van más allá de las digestivas.

EL CONTROL DE LA CANDIDIASIS

Candida albicans es una levadura u hongo que está presente en todas las personas. Vive habitualmente en la boca, en el tubo digestivo y en la vagina sin causar ningún perjuicio, en equilibrio con otros hongos y bacterias como *Acidophilus* y *Bifidus*, que son los encargados de mantener a las cándidas bajo control.

El intestino es el lugar donde hay más cándidas, ya que su función primordial es eliminar cualquier resto alimenticio en estado de putrefacción y evitar así la proliferación de bacterias que pueden ser perjudiciales. Sin embargo, en determinadas condiciones, las cándidas se multiplican de forma descontrolada, traspasan las paredes intestinales y se introducen en el torrente sanguíneo. Es así como esta levadura, en principio inocua, puede llegar a cualquier parte del cuerpo y convertirse en un hongo agresivo, capaz de colonizar tejidos diversos y de provocar una gran variedad de molestias aparentemente no relacionadas entre sí.

Los síntomas de la candidiasis, así como su gravedad, varían mucho de una persona a otra: ansia de comer carbohidratos, irritabilidad, hipoglucemia, mucosidad excesiva, hongos en la piel, picores, diarrea, flatulencia, dolores articulares, cefaleas, cistitis, insomnio, alergias, fatiga crónica e incluso depresión. Este desequilibrio se acentúa en personas con un sistema inmunitario debilitado.

Aunque debe ser un terapeuta cualificado quien prescriba los remedios y las dosis más indicadas en cada caso, el enfoque natural del tratamiento de la candidiasis pasa, en primer lugar, por una dieta equilibrada, con restricción de azúcares y de carbohidratos simples.

Alimentos recomendables

- Probióticos: yogur, kéfir.
- Ajos, cebollas y semillas de sésamo, lino y girasol.
- Todas las verduras, excepto las ricas en almidón (patatas, zanahorias, etc.).
- Frutos secos, menos los anacardos y los cacahuetes.

- En cantidades moderadas: arroz integral, quinoa, trigo sarraceno, avena, espelta, lentejas, soja, judías.
- Proteínas: tofu, tempeh, huevos (si no se es alérgico), etc., o pescado y carne ecológica si no se es vegetariano.

Alimentos no recomendables

- Azúcares refinados, miel y chocolates: bollería, pasteles, etcétera.
- Pan de trigo o de centeno.
- Frutas que tengan un alto contenido en azúcar: peras, higos, melocotones, plátanos, etcétera.
- Bebidas alcohólicas, azucaradas y colas.
- Champiñones, verduras y hortalizas con un elevado contenido en almidón: patata, calabaza, etcétera.
- Productos precocinados con un elevado porcentaje de hidratos de carbono o azúcar añadido.
- Las sobras de una comida anterior (contienen un gran número de levaduras).

El tratamiento de la candidiasis es largo. Hay que ser consciente de que se requiere un plazo de varios meses para conseguir librarse de una infección por cándidas. Una corrección dietética junto con algunos remedios naturales es la solución más efectiva, ya que inciden en los factores causales y redundan en un mejor estado de salud al potenciar los recursos innatos del organismo. Además, eliminar las cándidas puede ser el primer paso para corregir de manera definitiva las intolerancias alimentarias.

Tratamiento natural de las alergias

Las alergias son la expresión de un desequilibrio interior que responde a múltiples causas. Cada persona alérgica tiene sus «razones», por ello es un error tratar a todos los alérgicos por igual y con los mismos remedios.

En general, los fármacos convencionales solo palían los síntomas y, en ocasiones, incluso pueden perjudicar la evolución de la enfermedad. Además, muchos desbordan la capacidad desintoxicadora del organismo y pueden provocar por sí mismos reacciones alérgicas. Los más utilizados para eliminar los síntomas, como los antihistamínicos y los antiinflamatorios, no modulan el sistema inmunitario, sino que inhiben su funcionamiento normal, perjudican al sistema nervioso y aumentan la presencia de toxinas en el cuerpo, lo que a la larga significa mayores trastornos.

En cambio, las terapias naturales aportan una visión más integral del problema, ya que en vez de aplicar tratamientos paliativos agresivos, que acaban desestabilizando aún más al organismo, buscan el origen de la alergia y tratan de activar los mecanismos internos de cada paciente para conseguir su curación.

El tratamiento de la alergia ha de reunir dos premisas: descubrir el factor que la desencadena y frenar la reacción física del organismo. Veamos qué opciones ofrecen los productos naturales.

EL PODER DE LA FITOTERAPIA

¿Quién no se ha tomado una infusión para curarse un resfriado o aliviar una digestión pesada? Existen referencias escritas sobre el uso de las plantas medicinales desde hace más de 5.000 años, lo que da idea de que se empleaban desde épocas ancestrales.

Con el paso del tiempo, la utilización de las plantas medicinales o de partes de ellas para tratar o aliviar enfermedades ha evolucionado en gran medida. Desde su uso tradicional, en forma de infusiones o cataplasmas, hasta los fitofármacos actuales, el camino ha sido largo. Hay que tener en cuenta que los efectos de una planta medicinal son diferentes según sea su procesado o modo de preparación. Procesar no es algo exclusivo de la industria: el hecho de hacer una infusión en casa significa tratar una planta para obtener de ella sus beneficios.

Aunque siempre se puede optar por el consumo directo de las plantas elaborando con ellas infusiones o decocciones, hoy día los laboratorios presentan diversas fórmulas para facilitar tanto su preparación como su ingesta y la adecuada dosis terapéutica. Las infusiones suelen ser más suaves y con menor concentración de principios activos: dos o tres tazas al día es la dosis habitual. Los extractos son más concentrados, suelen diluirse en un vaso de agua y la dosis es de 15 a 30 gotas, también tres veces al día. Los extractos secos se hallan encapsulados y la dosis oscila según la concentración del principio activo aunque, por regla general, los laboratorios fabrican cápsulas de entre 200 y 500 mg de polvo seco estandarizado.

Los tratamientos fitoterapéuticos se suelen prescribir por periodos de entre uno y seis meses. Después se recomienda hacer un descanso de un mes antes de repetir la ingesta. Las principales plantas utilizadas en el tratamiento de los procesos alérgicos son las siguientes:

- Cúrcuma *(Curcuma longa)*. Tiene una acción antiinflamatoria similar a la cortisona, pero sin presentar sus efectos secundarios (náuseas, retención de líquidos, insomnio, etc.). La cúrcuma actúa inhibiendo la síntesis de moléculas involucradas en el proceso de la inflamación y de la agregación plaquetaria (formación de trombos). Al mismo tiempo, promueve la degradación de las redes de fibrina (fibrinólisis) que aparecen en los procesos de coagulación sanguínea y ayuda a estabilizar las membranas celulares. Puede tomarse con las comidas, ya que es una especia muy útil en la cocina, o en cápsulas.

    Dosis recomendada: 300-400 mg diarios.

- Dong quai *(Angelica sinensis)*. Usada tradicionalmente en China para el tratamiento de las alergias y otras patologías, esta planta inhibe la producción de inmunoglobulinas (especialmente las IgE) asociadas a las reacciones alérgicas inmediatas. No debe usarse si se están tomando fármacos anticoagulantes ni tampoco se aconseja durante el embarazo.

    Dosis recomendada: 150 a 450 mg al día, antes de las comidas.

- Efedra *(Ephedra distachya)*. El extracto de los tallos de esta planta oriunda de la antigua China contiene efedrina, un principio activo que tiene propiedades broncodilatadoras. Se prescribe ocasionalmente para frenar las crisis asmáticas.

  Dosis recomendada: no hay que sobrepasar los 100 mg diarios.

- Fumaria *(Fumaria officinalis)*. Es antihistamínica, antialérgica y desintoxicante. Su sabor amargo estimula los jugos digestivos y facilita la evacuación de la bilis de la vesícula. Aplicada tópicamente sobre la piel —en forma de cataplasma de planta fresca machacada con un poco de agua— alivia las dermatitis y los eccemas. Se puede tomar en extracto seco, en infusión o el jugo de la planta fresca.

  Dosis recomendada: de 300 a 900 mg diarios de extracto seco o una cucharada de planta seca por taza de agua hirviendo.

- Grosellero negro *(Ribes nigrum)*. Se utilizan especialmente las hojas y las yemas. Los principios activos de esta planta —principalmente los flavonoides, que le dan su característico color morado— tienen tres mecanismos de acción: inhiben la liberación de histamina por parte de los mastocitos, estimulan la secreción de catecolaminas (unas hormonas antiinflamatorias) y actúan como antagonistas de las enzimas que destruyen estas hormonas. Su comprobada actividad antialérgica la ha convertido en un ingrediente imprescindible de cualquier complemento fitoterapéutico para mitigar las alergias.

Dosis recomendada: de 500 a 1.000 mg de extracto seco o bien 30 gotas disueltas en medio vaso de agua, tres veces al día.

- Helenio *(Inula helenium).* El extracto seco de la raíz o su decocción tiene propiedades antiespasmódicas, muy útiles en las alergias respiratorias. Contiene además inulina —un azúcar que se absorbe sin intervención de los jugos digestivos y tiene una acción prebiótica—, así como mucílagos, unas fibras solubles con propiedades antiinflamatorias de las mucosas digestiva y respiratoria. Por su acción cicatrizante también se emplea de forma tópica sobre heridas, úlceras, eccemas y urticaria.

Dosis recomendada: de 300 a 1.500 mg al día, en cápsulas de 300 mg repartidas en varias tomas.

- Helicriso *(Helicrisum italicum)* o sol de oro. Estimula la secreción interna de una hormona antiinflamatoria —la hidrocortisona—, por lo que es útil en casos de alergia de tipo digestivo, cutáneo y respiratorio. Se puede utilizar por vía interna y externa. En forma de colirio mitiga la conjuntivitis. En pomada o decocción tiene propiedades cicatrizantes y protege los tejidos. Por vía interna ejerce un efecto supresor de los espasmos y a la vez es expectorante en caso de bronquitis agudas y crónicas, enfisema y asma.

Dosis recomendada: de 250 a 900 mg diarios de extracto seco.

- Ortiga *(Urtica dioca).* El secreto de la ortiga frente a las reacciones alérgicas se encuentra en dos de sus componentes: los polisacáridos —unas moléculas con propiedades antiinflamatorias y reguladoras del sistema inmune— y la quercitina, un antioxidante natural que estabiliza la producción de mastocitos, los encargados de liberar la histamina.

Dosis recomendada: es aconsejable probar de forma personalizada la cantidad que basta para controlar los síntomas, aunque la dosis habitual se sitúa entre 5 y 20 cápsulas al día de 250 mg durante la temporada alérgica.

- Pensamiento *(Viola tricolor).* Los lavados con la infusión de la planta seca así como su ingesta tienen propiedades cicatrizantes y antiinflamatorias, además de limpiar la sangre de toxinas. Esta planta es muy efectiva para mitigar las reacciones alérgicas de la piel.

  Dosis recomendada: de 500 a 1.000 mg de extracto seco o bien 30 gotas disueltas en medio vaso de agua, tres veces a día.

- Perilla *(Perilla frutescens).* Procedente de la India y Asia Oriental, la perilla es una planta de la familia de las mentas. Se utilizan tanto las hojas —que se asemejan a las de la ortiga— como las semillas, de las que se extrae un aceite esencial que resulta efectivo para mitigar el asma. El extracto de perilla tiene efectos antihistamínicos y se emplea sobre todo para aliviar los síntomas de las alergias estacionales.

  Dosis recomendada: 2 cápsulas al día de 100 mg cada una (que en total corresponden a 20 g de planta fresca) o una infusión de una cucharada sopera de hojas secas cada mañana.

- Schisandra *(Schisandra sinensis).* Como su «apellido» indica, es originaria de China y su nombre en mandarín se traduce como *planta de los cinco aromas* debido a que sus bayas reúnen a la vez los cinco sabores (picante, dulce, salado, ácido y amargo). Ejerce en el organismo un efecto de adaptación al entorno, con lo que reequilibra el sistema inmune. Ello redunda en una disminución de los síntomas alérgicos.

Dosis recomendada: 10 g diarios en decocción durante tres meses o de 1 a 5 ml (es decir, una cucharada de postre) de extracto líquido diluido en agua, tres veces al día.

El uso de las plantas —junto con un estilo de vida sano en el que se siga una alimentación lo más vegetal y cruda posible, se tomen los complementos necesarios y se mantenga un equilibrio emocional adecuado— puede ser una buena terapia que ayudar a mitigar los síntomas físicos de la alergia con un porcentaje mucho menor de efectos secundarios en comparación con los fármacos de síntesis.

Advertencia: no todas las plantas medicinales o los preparados derivados de ellas son iguales. En el mercado existe una gran variedad de productos a base de plantas medicinales. Es tan amplia que muchas veces llega a confundir al consumidor. Se comercializan bolsitas para infusión, jugos, cápsulas con triturado o pulverizado de una parte de la planta, extractos estandarizados en forma de gotas, comprimidos o cápsulas. El uso de las plantas medicinales se encuentra amparado por normativas reguladoras que están estrechamente relacionadas con su calidad y su eficacia. Conviene acudir a herboristerías especializadas para asesorarse sobre el remedio, la dosis y el modo de empleo.

LOS COMPLEMENTOS ORTOMOLECULARES

Son muchos los estudios científicos que apuntan a que la mayoría de enfermedades que afectan a la sociedad occidental están relacionadas con la nutrición, y las alergias son una de ellas. Hoy en día, un régimen equilibrado no es forzosamente suficiente y aquí entra en juego la suplementación dietética con el fin de prevenir e incluso tratar la mayoría de los males de nuestra « civilización ». En torno a los suplementos se formulan muchas preguntas a las que modestamente intentaremos dar respuesta: ¿qué son y para qué sirven? ¿Por qué los multinutrientes contienen dosis de vitaminas y minerales más elevadas que las cantidades diarias recomendadas (CDR)? ¿Son seguras esas cantidades? ¿Qué le aporta a una persona tomar un suplemento si su dieta es equilibrada? ¿Existen estudios que demuestren los beneficios para la salud de estos productos?

En 1943 se establecieron las primeras cantidades diarias recomendadas, promulgadas por organismos de salud oficiales como la Organización Mundial de la Salud (OMS). Las CDR son cantidades medias de cada nutriente que una persona ha de ingerir diariamente para cubrir sus necesidades vitales y conservar un buen estado de salud. Pero la utilidad e idoneidad de dichos valores está en constante revisión y tanto la singularidad de cada persona (edad, tipo de dieta, metabolismo, actividad física, ingesta de fármacos, factores genéticos, grupo étnico, hábitos tóxicos, estrés, etc.) como las circunstancias externas (lugar de residencia, polución ambiental, etc.) determinan diferentes necesidades nutricionales. Si estas necesidades no son cubiertas, los resultados se manifestarán, en primer lugar, con la aparición de disfunciones para dar paso, al cabo de los años, a enfermedades irreversibles y degenerativas. En definitiva, las CDR se centran exclusivamente en la prevención de deficiencias, pero no definen la ingesta óptima de cada nutriente para una persona en una circunstancia concreta de su vida. De ahí que, con frecuencia, haya quienes precisen dosis muy superiores a las establecidas oficialmente.

A partir de esta premisa, Linus Pauling —premio Nobel de Química— acuñó en 1968 el término de medicina ortomolecular o nutrición ortomolecular. Esta disciplina se basa en aportar al organismo las vitaminas, minerales y aminoácidos que no obtiene de los alimentos pero que son necesarios para su correcto funcionamiento. Se trata de añadir estos micronutrientes en la proporción y cantidad adecuados con el fin de que no resulten perjudiciales para el cuerpo humano, sino que le ayuden a mejorar y mantener su estado de salud.

En el caso concreto de las alergias, se ha comprobado que la ingesta de ciertos complementos nutricionales a determinadas dosis alivia ostensiblemente la sintomatología. Ello se debe a que la nutrición ortomolecular regula las funciones metabólicas, con lo que el organismo se equilibra y se produce una notable mejora de múltiples patologías.

A continuación se citan y se describen brevemente los complementos que con más frecuencia se utilizan en el tratamiento de las alergias, aunque podrían enumerarse muchos otros ya que, al tratarse de una terapia individualizada, las necesidades de cada persona son diferentes. Por tanto, vale la misma advertencia que en el caso de la fitoterapia: lo más adecuado es acudir a un profesional de la salud para que, tras estudiar el caso, recomiende tanto los productos como las dosis adecuadas.

- *Ácidos grasos esenciales (AGE)*. Constituyen la membrana de las células, están presentes en cantidades importantes en el cerebro y en los tejidos nerviosos y participan en numerosas reacciones químicas reguladoras. Un insuficiente aporte de ácidos grasos omega 6 puede ser el origen de diversos trastornos tales como sequedad y sensibilidad de la piel, mientras que los omega 3 tienen un papel vital en el equilibrio de los lípidos y en los procesos inflamatorios. Los pescados azules, las nueces y las verduras de hoja verde son alimentos ricos en omega 3, mientras que los omega 6 se encuentran en los aceites vegetales como la onagra, borraja, girasol, soja y cártamo. El aceite de estas semillas es especialmente útil en las alergias cutáneas.

  Ingesta recomendada: 6 g (4 a 8 perlas) de ácidos grasos omega 6 por cada 3 g (2 a 4 perlas) de omega 3 (DHA y EPA combinados).

- *Antocianidinas.* Estos pigmentos extraídos de los frutos rojos son capaces de neutralizar la acción de las enzimas secretadas por los leucocitos durante los procesos inflamatorios y ejercen una acción reductora sobre la permeabilidad de la pared de los capilares. Estas propiedades son de gran utilidad tanto en el tratamiento como en la prevención de los procesos alérgicos.

  Ingesta recomendada: 30 a 100 mg al día.

- *Carotenoides.* Los carotenos naturales protegen tanto la pared de las vías respiratorias como la mucosa intestinal debido a su efecto antioxidante y a su conversión en vitamina A. Además, reducen la formación de leucotrienos, moléculas que desencadenan las reacciones inflamatorias y alérgicas.

Ingesta recomendada: 15-60 mg al día.

- *Comino negro.* El aceite de las semillas de comino negro alivia los síntomas asociados a la rinitis como son la congestión nasal, el goteo, el picor y los estornudos. También ejerce una actividad antihistamínica y de dilatación bronquial en pacientes asmáticos.

  Ingesta recomendada: de 3 a 4 perlas de 500 mg al día entre las comidas.

- *Enzimas digestivas.* La actividad de las enzimas digestivas suele ser deficiente en personas que padecen alergias alimentarias. Eso da lugar a que las proteínas no sean completamente digeridas, lo que propicia que se desencadene una reacción alérgica a los alimentos. La ingesta de un complejo enzimático puede ayudarlas a mejorar la digestión y a evitar el problema.

  Ingesta recomendada: un comprimido enzimático después de cada comida.

- *L-glutamina.* Muchas alergias se asocian con una excesiva permeabilidad de la mucosa intestinal. Esto conlleva que moléculas potencialmente alérgicas entren intactas en el torrente circulatorio. El aminoácido glutamina es un componente estructural y una fuente de energía de la pared intestinal. Se ha comprobado que tomado como suplemento restablece la integridad y permeabilidad adecuada de este tejido.

  Ingesta recomendada: 1-5 g al día, fuera de las comidas.

- *L-metionina.* Es un aminoácido que interviene en las funciones hepáticas de desintoxicación y ayuda a eliminar la histamina, lo que reduce la severidad y duración de las crisis alérgicas. Precisa vitaminas del grupo B (sobre todo la B_6, B_{12} y el ácido fólico) para un correcto metabolismo, por lo que se recomienda ingerirlo con un complejo de esta vitamina.

  Ingesta recomendada: 500 a 1.500 mg diarios, fuera de las comidas.

- *Quercitina y vitamina C.* La quercitina es un bioflavonoide presente en muchas plantas y frutos. Tiene la propiedad de inhibir la liberación de histamina y la formación de moléculas que intervienen en las reacciones alérgicas —leucotrienos, prostaglandinas, etc.—. La vitamina C reduce la constricción bronquial y ayuda al organismo a eliminar la histamina; además, actúa sinérgicamente con la quercitina y aumenta su efectividad.

  Ingesta recomendada: 500 a 1.000 mg diarios de quercitina fuera de las comidas, y de 1 a 3 g de vitamina C, repartidos en varias tomas.

- *Probióticos.* Las bacterias beneficiosas como *Lactobacillus acidophilus* y las bifidobacterias ayudan a controlar las colonias patógenas que pueden dañar la pared del intestino y provocar una inadecuada absorción de los nutrientes, lo que acaba desencadenando intolerancias alimentarias y reacciones alérgicas. Además, los probióticos aumentan la producción de inmunoglobulinas A (IgA), que contribuyen a la eliminación de los alérgenos alimentarios en la mucosa intestinal.

Ingesta recomendada: de 1.000 a 5.000 millones de microorganismos al día, 30 minutos antes de las comidas.

Advertencia: la medicina ortomolecular se basa en la rehabilitación de las funciones de las células a través del restablecimiento de su equilibrio bioquímico. Pero es necesario un estudio tanto de la alimentación como de los posibles problemas orgánicos de cada persona para determinar el complemento adecuado y la dosis. Porque tan perjudicial puede ser la carencia como el exceso de determinadas sustancias.

Por regla general, los complementos naturales proceden de la naturaleza y, por lo tanto, es similar a ingerir un alimento. No supone ningún problema para la salud consumir complementos nutricionales como las algas, las vitaminas del complejo B así como la C (ya que son hidrosolubles y se eliminan por la orina), probióticos, etc. Pero sí que hay que ser cauteloso con las megadosis de las vitaminas liposolubles (A, D, E y K), ya que se acumulan en los tejidos grasos, así como con ciertos minerales como el calcio o el hierro. Aunque la mayoría de estas moléculas se eliminan cuando el cuerpo ha absorbido la cantidad necesaria, las que se depositan en órganos y tejidos pueden ocasionar problemas cuando hay un exceso.

Por lo tanto, es recomendable que la prescripción de los compuestos ortomoleculares sea siempre supervisada por un profesional de la salud y que la ingesta de tales productos no sea una práctica elegida al azar por el consumidor, sino que ha de tener una finalidad terapéutica como ocurre con cualquier tratamiento y, por tanto, se ha de ajustar a un determinado periodo de tiempo.

LA FUNCIÓN DE LOS OLIGOELEMENTOS

Los oligoelementos son minerales que todos los seres vivos necesitan en pequeñas concentraciones. Algunos de ellos son indispensables para la existencia y pueden tener un papel estructural (como parte de órganos y sistemas) o funcional (colaborando en la ejecución de múltiples procesos metabólicos). Se hallan en los alimentos, aunque cada vez con mayor frecuencia en cantidades insuficientes. Además, hay personas que no los absorben bien, lo que así mismo acaba creando deficiencias que provocan múltiples dolencias.

La gran ventaja en el uso de los oligoelementos es que no producen intoxicación ni intolerancias. Además, se pueden utilizar como tratamiento preventivo o curativo. Su administración —en ampollas o pastillas— es sublingual; es decir, que se absorben directamente en la boca sin pasar por el aparato digestivo. Ello hace que su efecto sea más eficaz y no provoque problemas gástricos.

Acción preventiva. Gracias a la actividad de algunos oligoelementos es posible potenciar las defensas del organismo frente a agentes patógenos y modificar la receptividad del sujeto.

Acción curativa. Los oligoelementos actúan en sinergia con otros tratamientos sin presentar incompatibilidades ni efectos secundarios.

Los principales oligoelementos para tratar la alergia son:

- Manganeso (Mn). Se halla presente en el organismo en una proporción de entre 0,2 y 4 mg/kg y se localiza principalmente en el hígado, los músculos y la sangre. Es necesario para la síntesis de la hemoglobina, así como en el metabolismo de los carbohidratos. Incide en el aumento de la producción de anticuerpos y atenúa la hiperreactividad bronquial típica del asma.

- Azufre (S). Un 0,8% del peso corporal corresponde a este mineral, que forma parte de numerosas estructuras orgánicas como las paredes arteriales, la bilis y los cartílagos. También está presente en múltiples moléculas que realizan funciones metabólicas. Desintoxica el hígado y se excreta por la orina. Estabiliza la mucosa respiratoria.
- Fósforo (P). Representa entre el 0,8 y el 1,1% del peso corporal. Un 80% de este mineral está en el esqueleto, en combinación con el calcio. El resto interviene en la producción de energía y otras funciones como la regulación del pH de la sangre (el equilibrio ácido-base). También forma parte del tejido nervioso y es indispensable para la formación de diversas moléculas orgánicas. En las alergias logra disminuir las reacciones exacerbadas, por lo que es muy útil para reducir la sintomatología en los periodos agudos.

Protocolos de tratamiento para las alergias
- Rinofaringitis, eccemas y asma alérgico

Los eccemas atópicos y el asma están íntimamente relacionados, sobre todo en la infancia. Cuando este tipo de patologías aparece en cualquier época del año, sin que haya una influencia directa de los cambios climáticos, se puede realizar el siguiente tratamiento durante tres meses y repetir otros tres tras un periodo de descanso.

Por la mañana en ayunas: 1 ampolla de manganeso.

En niños y en adultos debilitados, siempre resfriados y con poca capacidad de reacción frente a las infecciones es mejor utilizar manganeso-cobre, una asociación que aúna la acción antialérgica del manganeso con la acción antiviral, antiinfecciosa y antiinflamatoria del cobre.

El manganeso-cobre está sobre todo indicado en casos de fragilidad respiratoria y de cronificación de las patologías que tienen un componente infeccioso, en especial las faringitis de repetición.

A media mañana:	1 ampolla de azufre.
A media tarde:	1 ampolla de fósforo.

Cuando existe un problema alérgico asociado a un desequilibrio nervioso-emocional, es recomendable añadir los siguientes oligoelementos:

- Manganeso-cobalto (Mn-Co). Esta asociación regula las disfunciones neurovegetativas y ayuda a restablecer el equilibrio nervioso. En función de cada persona y de su sintomatología, se tomará desde una ampolla tres veces por semana hasta una diaria.
- Litio (Li). El sistema nervioso necesita pequeñas dosis de este oligoelemento para funcionar correctamente. Un déficit puede ser la causa de ansiedad, depresión, insomnio e incluso síndromes dolorosos.

En el caso de las alergias con un gran componente psicosomático el litio puede ser un buen coadyuvante. Se tomará de una a cuatro ampollas diarias los primeros días, para pasar a

89

una ampolla diaria de mantenimiento durante un mínimo de tres meses.

La fiebre del heno es la manifestación más habitual de este tipo de alergias, aunque también se incluye en este apartado cualquiera que aparezca de forma cíclica una o más veces al año.

Tratamiento preventivo
Empezar dos meses antes de la llegada de los síntomas:

Por la mañana en ayunas: 1 ampolla de manganeso los martes y los jueves.
1 ampolla de azufre los lunes, miércoles y viernes.

Tratamiento en el periodo de agudización de los síntomas

Por la mañana en ayunas: 1 ampolla de manganeso todos los días, excepto domingos.
A media tarde: 1 ampolla de fósforo diaria.
Antes de acostarse: 1 ampolla de azufre diaria.

ALGUNOS REMEDIOS NATURISTAS CASEROS
La naturopatía o medicina natural propone algunos remedios de urgencia que se pueden preparar en casa para hacer frente a los molestos síntomas de las reacciones alérgicas, que son provocados por una masiva segregación de histamina.

Los picores, la congestión nasal o los ojos llorosos, tan

propios de un cuadro alérgico, pueden ser paliados eficazmente poniendo en práctica estas recetas naturistas:

- *Pasta de bicarbonato sódico.* Para los picores de la piel, se mezcla media taza de bicarbonato con unas gotas de amoníaco hasta obtener una pasta y se aplica sobre la zona afectada. Se debe evitar respirar las inhalaciones.
- *Baños templados.* En caso de picor y supuración ocular, conviene mojar un paño en agua templada y aplicarlo sobre los ojos unos 10 minutos. Se puede repetir esta operación cada tres horas.
- *Agua salada.* Para la congestión nasal se prepara una solución de media cucharada sopera de sal en un cuarto de litro de agua. Se ponen unas gotas en cada orificio nasal y se espera diez minutos antes de sonarse.
- *Gargarismos para la irritación de garganta.* Se disuelven dos cucharadas de sal en un cuarto de litro de agua caliente y se hacen gargarismos durante cinco minutos, lo que proporciona un efecto balsámico y calmante sobre la zona.
- *Compresas frías y calientes.* Especialmente eficaces contra la sinusitis. Debe empaparse un paño en agua caliente, escurrirlo y aplicarlo en la zona congestionada hasta que el calor se disipe. Luego, se aplica una compresa fría y se sigue durante 10 minutos alternando frío y calor. El proceso se repite cuatro veces al día.

Los remedios homeopáticos

La homeopatía es una terapéutica aún poco extendida y está rodeada de un cierto halo de misterio. Sus detractores —en especial el estamento médico— han llegado a calificar a los homeópatas de curanderos iluminados y a la homeopatía de simple remedio placebo, mientras que sus partidarios hablan de ella con convencimiento. La realidad es que son pocos los médicos que la conocen y la aplican.

Desarrollada en la Alemania del siglo XVIII, la homeopatía es una terapia basada en la teoría de que «lo igual cura lo igual». Este principio puede encontrarse en los escritos de Hipócrates, el padre de la medicina, que datan del siglo V a.C. Pero fue un médico alemán, Samuel Hahnemann (1755-1843), quien lo redescubrió y desarrolló. Cansado y desilusionado con la poca efectividad de las agresivas prácticas médicas de su época, este químico y doctor empezó a investigar un nuevo sistema basado en la estimulación de la fuerza vital de las personas mediante remedios que diluía reiteradamente para evitar su toxicidad. Comprobó que una sustancia que provoca síntomas de una enfermedad en una persona sana puede curar esos mismos síntomas en alguien que esté enfermo. Su sorpresa fue comprobar que cuanto más diluida estaba la sustancia, más capacidad curativa tenía.

Las diluciones homeopáticas

Los preparados homeopáticos se comercializan en dos tipos de diluciones: las hahnemannianas y las korsakovianas, según el método utilizado.

● Método Hahnemann

El material base (tintura madre) se diluye mediante operaciones sucesivas en un excipiente líquido o sólido, en la proporción 1:100 (dilución centesimal o CH) o 1:10 (dilución decimal o DH).

En primer lugar, se dispone una serie de frascos o recipientes de vidrio, tantos como diluciones se desee obtener. En el primer frasco se introducen 99 partes de excipiente (en las diluciones CH) o 9 (en las DH) y se añade una parte en peso de la sustancia base. Se efectúan 150 agitaciones verticales sucesivas y lo que se obtiene es la primera dilución centesimal (1 CH) o decimal (1 DH), según se haya trabajado con 99 o con 9 partes de excipiente.

De esta primera dilución se toma una parte que, a su vez, se diluirá en las 99 o las 9 partes de excipiente del segundo frasco, con lo que se obtiene la 2 CH o la 2 DH. Y así sucesivamente hasta llegar a la 15, 30, 200... e incluso a la 50.000 CH.

En sus últimos años de vida, Hahenmann elaboró y practicó un nuevo método: el de las diluciones cincuentamilesimales. Partiendo de una fase inicial de tres trituraciones centesimales sucesivas —3 CH—, pasó a diluir 0,05 g de este preparado en 500 gotas de solución hidroalcohólica. A partir de aquí, diluyó una gota del resultado obtenido en 100 gotas de alcohol y lo agitó 150 veces. El producto final había sido sometido, en conjunto, a una dilución de 1:50.000, de donde deriva el nombre cincuentamilesimal (LM). Hoy día se pueden encontrar preparados a la 3, 6, 18, etc. y hasta 50 LM. Su acción sobre el organismo es más suave y profunda. Se utiliza sobre todo para tratamientos largos en enfermedades crónicas.

- Método Korsakov

Las diluciones korsakovianas (K), conocidas como de frasco único, fueron diseñadas por este homeópata ruso (1787-1853) para obtener de forma rápida y fácil muchas diluciones sucesivas con costes reducidos.

Se utiliza un frasco de vidrio de 15 ml con cierre de material inerte, en el cual se introducen 5 ml de tintura madre. Se agita 150 veces y, seguidamente, el frasco es vaciado hasta la última partícula por aspiración o volcamiento. En este mismo frasco se introducen 5 ml de excipiente, es decir, una cantidad que representa aproximadamente 99 veces el volumen de la tintura madre de la que se partió, que permanece adherida a las paredes del frasco. Se agita 150 veces y se obtiene así la primera dilución korsakoviana o 1 K. Se efectúan operaciones análogas hasta obtener el número de diluciones deseadas. Las preparaciones korsakovianas más comercializadas son la 200 K, MK (1:1.000) y XMK (1:10.000), aunque hay homeópatas que llegan a prescribir hasta LMK (1:50.000) o más.

METODOLOGÍA DEL TRATAMIENTO HOMEOPÁTICO

Cuatro nociones básicas sobre cómo funciona y qué elementos se tienen en cuenta a la hora de prescribir los remedios homeopáticos ayudarán al lector a conocer mejor esta tera-

pia y los grandes beneficios que aporta a la salud. Concretamente, para el tratamiento de las alergias, es una de las terapias de primera elección. La práctica diaria así lo demuestra.
La causa de su eficacia quizá se encuentre en que la homeopatía no solo es capaz de mitigar los síntomas, sino que tiene
el poder de modificar «el terreno» individual de cada persona, que es el que propicia el desarrollo de determinadas patologías, así como de corregir sutiles desequilibrios emocionales que suelen ser la raíz de muchas manifestaciones alérgicas.

La terapéutica homeopática se basa en las características
individuales del enfermo y el medicamento homeopático actúa como regulador específico del organismo, contrariamen-
te al fármaco convencional, que es coercitivo o sustitutivo.

La semiología o estudio de los signos y síntomas asociados a una enfermedad es la herramienta que permite al médico llegar a un diagnóstico y prescribir un tratamiento. La
semiología homeopática no sustituye a la convencional, sino
que la completa con matices que son propios de cada enfermo, matices que resultan claves para determinar el correcto
remedio homeopático.

El tratamiento homeopático tiene en cuenta tres factores: los signos y síntomas con sus correspondientes modalidades; «el terreno» o manera propia que tiene el paciente de
reaccionar; y la causa etiológica, miasmática o circunstan-
cial que subyace en la patología y que suele ser la razón del
fracaso de muchos tratamientos, así como lo que determina
la aparición de ciertas enfermedades y su cronicidad. A continuación se aborda cada uno de estos factores en relación
con las alergias así como los remedios homeópaticos más
adecuados.

TABLA COMPARATIVA DEL PROCESO DE DIAGNOSIS OFICIAL Y HOMEOPÁTICO	
SEMIOLOGÍA CLÁSICA U OFICIAL	SEMIOLOGÍA HOMEOPÁTICA
Signos físicos + Signos generales	Signos físicos + Signos generales + Modalidades
Signos funcionales	Síntomas nerviosos y comportamiento general
Signos etiológicos[1]	Signos etiológicos + Causalidad circunstancial o miasmática[3]
↓	↓
DIAGNÓSTICO NOSOLÓGICO[2]	DIAGNÓSTICO DEL MEDICAMENTO HOMEOPÁTICO
↓	↓
Terapia coercitiva o sustitutiva	Regulador específico del organismo

[1] Los que orientan para saber el origen de la dolencia.
[2] Descripción y clasificación de una enfermedad.
[3] Causalidad derivada de la herencia genética.

REMEDIOS SINTOMÁTICOS

Las manifestaciones clínicas de las alergias pueden ser paliadas rápidamente con una serie de remedios que actúan durante el tiempo que se toman, sin que tengan una finalidad curativa. Un tratamiento homeopático completo requiere siempre buscar uno o varios remedios de fondo que corrijan el terreno de la persona para así lograr la curación definitiva y evitar posteriores recaídas.

Cualquiera que sea la manifestación clínica de la alergia se pueden tomar, de entrada, los siguientes remedios:

Afecciones respiratorias

- Poumon histamine 15 CH, 3 gránulos de 2 a 4 veces al día + manganeso (oligoelemento), una ampolla dos veces al día.

Afecciones cutáneas

- Histaminum 15 CH, 3 gránulos de 2 a 4 veces al día + manganeso (oligoelemento), una ampolla dos veces al día.

Estas tomas se pueden combinar con otros remedios adecuados a la sintomatología de cada tipo de alergia. Las dosis para paliar los síntomas durante las crisis suelen oscilar entre tres gránulos cada hora y tres gránulos cuatro veces al día, espaciando las tomas según la mejoría. Aunque existen múltiples remedios homeopáticos, los más comunes y efectivos en manifestaciones alérgicas son los siguientes:

Rinoconjuntivitis alégica o fiebre del heno

- Allium cepa 9 CH a 30 CH
  — Estornudos continuados y espasmódicos
  — Irritación de la mucosa nasal por derrame acuoso abundante e irritante
  — Lagrimeo suave, no irritante
  — Tos espasmódica y seca que empeora al hablar
  — Sensibilidad a la luz (fotofobia)

- Apis mellifica 9 CH a 200 CH
  — Enrojecimiento de las mucosas
  — Edema inflamatorio de la conjuntiva y los párpados
  — Sensación de escozor
  — Mejora con aplicaciones frías

- Aralia racemosa 5 a 9 CH
  - —Secreción nasal acuosa que irrita y pela la piel
  - —Estornudos continuados
  - —Escozor en la parte posterior de la nariz
  - —Lagrimeo suave que empeora con el frío y las corrientes de aire

- Arsenicum iodatum 7 a 15 CH
  - —Predomina la tos seca y espasmódica
  - —Sensación de llaga en la laringe
  - —Secreción nasal acuosa caliente que irrita y pela la piel
  - —Estornudos con sensación de dolor en las aletas de la nariz
  - —Empeora con el frío

- Arundo donax 5 a 7 CH
  - —Estornudos continuados
  - —Secreción nasal acuosa
  - —Prurito en la nariz, en el paladar y en los conductos auditivos externos

- Euphrasia 5 a 9 CH
  - —Lagrimeo claro, abundante e irritante con dolor en senos frontales
  - —Los síntomas empeoran con el viento, la luz y la noche en una habitación caldeada
  - —Párpados hinchados y ardientes, pegados por la mañana
  - —Cabeza pesada y estado general afligido
  - —Se suele alternar con *Apis mellifica*

- Hedera helix 5 a 9 CH
  - Secreción nasal acuosa irritante que mejora en una habitación caldeada
  - Irritación de la laringe con ronquera
  - Lagrimeo suave con sensación de arena en los ojos

- Hepar sulfur 9 a 15 CH
  - Secreción nasal abundante, purulenta y amarillenta
  - Empeora con el frío y las corrientes de aire
  - Obstrucción nasal con tendencia a la ulceración en la nariz

- Hydrastis canadensis 5 a 9 CH
  - Secreción nasal amarilla o verdosa, espesa, adherente, que fluye hacia la garganta
  - Sensación de obstrucción nasal en una habitación caldeada
  - Tendencia a la sinusitis frontal

- Nux vomica 7 a 9 CH
  - Concatenación de estornudos a primera hora de la mañana al levantarse
  - Los olores empeoran los síntomas

- Ocinum sanctum 5 a 9 CH
  - Predomina la obstrucción nasal con congestión y molestias respiratorias
  - Cefaleas frecuentes
  - Empeora por la mañana y con el frío
  - Mejora con el tiempo húmedo y el calor

- Phleum pratense 5 a 9 CH
  — Remedio de rinitis alérgica que se utilizará a partir de junio
  — Estornudos frecuentes, intensos, que provocan cefaleas
  — Prurito nasal y ocular

- Pollens 30 CH, 3 gránulos tres veces al día (durante las crisis). También se puede utilizar como preventivo: una dosis cada semana de febrero a octubre.

- Pulsatilla 9 CH
  — Secreción nasal abundante, amarilla o amarilla-verdosa no irritante
  — Empeora de día
  — Obstrucción nasal en habitaciones caldeadas
  — Formación de costras espesas y adherentes
  — Disminución del olfato y del gusto

- Sabadilla 5 a 9 CH
  — Estornudos frecuentes con sensación de quemazón en la mucosa nasal
  — Obstrucción nasal
  — Necesidad de frotarse el paladar con la lengua
  — Agrava con el frío y mejora con el calor
  — Párpados rojos y ardientes
  — Lagrimeo abundante
  — Hipersensibilidad al olor de las flores

Asma bronquial

- Aconitum napellus 9 a 200 CH
  —El frío seco es un agente desencadenante
  —Agitación mental y física
  —Crisis con sed intensa, tos seca y tendencia a levantarse de la cama
  —Expectoración poco abundante

- Antimonium tartaricum 5 a 9 CH
  —Crisis asmáticas que provocan palidez, fatiga y somnolencia
  —Náuseas y vómitos que no alivian la crisis
  —La expectoración mejora el estado, pero a costa de grandes esfuerzos
  —Sudor frío, respiración ruidosa
  —Las aletas de la nariz se dilatan durante la inspiración

- Aralia racemosa 5 a 9 CH
  —Asma asociado a la rinitis alérgica que provoca secreción abundante e irritante
  —Agravamiento al taparse
  —Expectoración mucosa de gusto salado difícil de eliminar
  —Empeora con el frío seco y antes de la medianoche

- Blatta orientalis 5 a 15 CH
  —Crisis asmáticas con dificultad respiratoria sofocante (disnea)
  —Especialmente indicado en asma provocado por alergia al polvo, al moho y a los ácaros

- Cuprum metalallicum 9 a 30 CH
  - Reacciones violentas con rápido agotamiento
  - La crisis de asma puede producirse después de un susto o de haber bloqueado con fármacos una reacción cutánea
  - Calambres en las extremidades
  - Mejora al transpirar y al beber agua fría

- Ignatia amara 30 CH
  - Asma desencadenado por hipersensibilidad nerviosa y por haber padecido una contrariedad
  - Sensación de nudo en la garganta o de clavo en la cabeza después de un disgusto
  - Suspiros profundos e involuntarios
  - Todos los síntomas empeoran con las emociones, las contrariedades, el frío y los olores fuertes
  - Mejora con la distracción y los cambios de posición

- Ipeca 5 a 9 CH
  - Tos sofocante sin expectoración
  - Náuseas y vómitos que no alivian la situación
  - Lengua limpia y salivación abundante
  - Pueden aparecer sangrados de nariz durante las crisis
  - Los síntomas empeoran con el movimiento y mejoran con el reposo

- Spongia tosta 5 a 15 CH
  - Asma acompañado de estornudos secos
  - Estado de agitación, sequedad de garganta e irritación de la tráquea

—Tos ruidosa, ronca, que recuerda a un perro ladrando
—Oleadas congestivas en la cabeza

Eccemas, urticarias y dermatitis de contacto
El tratamiento de los problemas cutáneos es difícil al principio por las reacciones locales de exacerbación que pueden producir las primeras tomas de los remedios homeopáticos, aunque después la mejoría es evidente.

- Apis mellifica 9 CH a 30 CH
    —Edema rosado, pálido, de rápida aparición que produce dolor, ardor y escozor
    —Mejora con aplicaciones frías

- Belladonna 9 CH a 30 CH
    —Urticaria febril con erupción al rojo vivo
    —Calor y quemazón que irradia a otras zonas

- Bombyx 5 a 9 CH
    —Urticaria con prurito generalizado, predominantemente en las articulaciones
    —Sensación de tener un insecto corriendo por la piel

- Petroleum 5 a 30 CH
    —Eccemas secos, rugosos, gruesos, con tendencia a agrietarse
    —Suele afectar al cuero cabelludo, los orificios cutáneomucosos y los pliegues articulares
    —Empeora con el frío
    —Mejora con el calor y el aire caliente y seco

- Rhus toxicodendron 9 a 15 CH
  — Piel enrojecida, hinchada y con algunas vesículas
  — Prurito y dolor que no mejora al rascarse
  — El frío y el agua fría la empeoran
  — Mejora con la aplicación de compresas de agua caliente

- Urtica urens 5 a 15 CH
  — Adecuada para todas las formas de urticaria
  — Hinchazón localizada, roja o rosada
  — Intenso picor y quemazón
  — Empeora con el contacto y el agua fría
  — Mejora con aplicaciones calientes

Para prevenir reacciones en la fase inicial del tratamiento es útil tomar, simultáneamente al remedio elegido, la siguiente fórmula de plantas drenadoras:

Berberis + Saponaria + Solidago. Todas ellas en la dilución 5 DH.
20 gotas × 3 veces al día disueltas en un poco de agua.

Alteraciones digestivas

- Apis mellifica 9 CH a 30 CH
  — Aparición repentina de un edema pálido, sobre todo en la zona de la úvula
  — Rojez intensa en la mucosa bucal
  — Sensibilidad de las regiones inflamadas al tacto con la lengua
  — Los síntomas empeoran con las bebidas calientes y mejoran con las frías

- Arsenicum album 9 a 30 CH
  - —Remedio de elección cuando se sospecha que hay intoxicación alimentaria
  - —Boca seca, dolor en el estómago
  - —Saliva abundante y amarga, con halitosis
  - —Vómitos y diarreas

- Belladonna 9 a 30 CH
  - —Encías al rojo vivo, hinchadas y con palpitaciones
  - —Sensibilidad en la parte interna de los labios
  - —Sed de agua fría

- Benzoicum acidum 5 a 9 CH
  - —Inflamación de la lengua por alergia a microorganismos
  - —Lengua hinchada, dura, ulcerada

- Borax 5 a 30 CH
  - —Inflamación de las encías (gingivitis) con quemazón y dolor
  - —Aftas bucales

- Magnesia carbonica 5 a 9 CH
  - —Aparición de vesículas dolorosas en la zona interna de las mejillas, lengua y labios
  - —Eructos y vómitos con gusto amargo
  - —Dispepsia ácida y flatulenta
  - —Intolerancia a la leche, que provoca diarreas

Algunos remedios efectivos en función del alérgeno
- Apis mellifica 5 a 200 CH. **En picadas de avispas, avispones y abejas**

- Antimonium crudum 5 a 200 CH. Eccema por el reiterado contacto con el agua
- Colibacillinum o Staphylococcinum 30 CH. Eccemas de origen microbiano
- Hevea brasiliensis 9 a 30 CH. Eccemas por alergia al látex
- Ledum palustre 5 a 200 CH. Picadas de insectos en general
- Sol 9 a 200 CH. Eccemas provocados por el sol
- Staphysagria 15 a 200 CH. Eccemas de origen emocional

EL CONCEPTO DE TERRENO Y SUS PRINCIPALES REMEDIOS

En el transcurso de la vida, las personas están sometidas a agresiones de muy diversos orígenes (físicas, químicas, bacterianas, psíquicas, etc.) que, gracias a sus sistemas fisiológicos de regulación, encajan sin daño y sin repercusiones para seguir disfrutando de un buen estado de salud. Pero todo tiene un límite y, si estas agresiones son demasiado intensas para las posibilidades de reacción del organismo, los sistemas de autorregulación se ven desbordados y aparecen reacciones anormales que pueden afectar a diferentes aparatos y que se manifiestan a través de síntomas objetivos y subjetivos.

No obstante, ante una misma agresión, cada organismo reacciona de una manera diferente. Por ejemplo, frente a un agente patógeno concreto algunas personas pueden presentar una amigdalitis, una bronquitis, una urticaria o una diarrea, etc., mientras que otras, más resistentes, no manifestarán ninguna alteración. Esto significa que cada uno de nosotros tiene «un terreno» diferente que determina su manera de reaccionar ante una agresión.

En las enfermedades agudas, frente a un mismo cuadro patológico, las reacciones de los afectados son la mayoría de las veces estándar e independientes del terreno individual. Por el contrario, en las enfermedades crónicas, el terreno predomina y condiciona la evolución del paciente.

La medicina oficial utiliza fármacos que tienen poca acción sobre el terreno, ya que inciden sobre todo en la etiología o en los síntomas. Por ello luchan contra los agentes infecciosos, alergénicos, etc., o actúan sobre las manifestaciones clínicas con el fin de inhibirlas.

La terapéutica homeopática interviene también sobre las causas y las manifestaciones, tal como se ha visto en el apartado anterior al hablar de los remedios sintomáticos, pero en enfermedades crónicas es imprescindible actuar sobre el terreno para conseguir la curación. De ahí los buenos resultados de la homeopatía en el tratamiento de las alergias, una patología en la que el modo de reaccionar individual tiene un papel preponderante.

El remedio constitucional o de terreno, elegido a partir de los síntomas físicos, mentales y emocionales que son peculiares del paciente, fortalece la vitalidad y aumenta la inmunidad general, lo que ofrece un cierto grado de prevención inespecífica. Las personas que se tratan con homeopatía tienen la experiencia de una mejora en su salud y en su bienestar general. Eso las hace menos susceptibles a contraer enfermedades y, en caso de padecer alguna, tienen una mejor recuperación gracias a que su sistema inmune está más fuerte y equilibrado. Combinado con unos buenos hábitos, nutrición y manejo del estrés, el remedio constitucional es la primera línea de defensa frente a toda enfermedad.

A continuación se enumeran los remedios de terreno más habituales —aunque existen muchos más— para tratar las manifestaciones alérgicas. Las diluciones pueden oscilar entre la 15 CH y la 200 CH, la 200 K y la XMK o la 3 LM y la 50 LM. Este tipo de remedios deben ser prescritos y controlados por un homeópata cualificado.

Arsenicum album

Las alergias de las personas que precisan este remedio regulador suelen alternar signos cutáneos e internos. Son seres muy meticulosos, agitados, con temor a la muerte. Piensan que no se van a curar jamás. No se sienten queridos en casa y, sin embargo, el sentido de su vida es el amor a la familia, a los amigos, al prójimo. Son tan avaros, que incluso ahorran su propia energía vital. Se trata de seres dependientes debido a su miedo existencial a morir; paradójicamente, tienen aversión a la compañía y evitan el contacto social. No encuentran gratificación en nada ni en nadie y el universo les parece hostil. Físicamente suelen ser delgados, asténicos y frioleros. Arsenicum album es un buen remedio en caso de alergias alimentarias e intoxicaciones medicamentosas.

Calcarea carbonica

Su perfil psicológico corresponde a personas ordenadas, analíticas, apacibles, lentas y tranquilas. Si tienen para comer y vivir, todo va bien. Necesitan ahorrar y acumular porque tienen un gran temor al porvenir, a que les falte lo imprescindible para vivir. Se preocupan por cosas sin importancia, insignificantes para el resto de la gente y obsesivas para ellos. Son personas robustas y presentan cierta dificultad de atención, memoria débil y fatiga rápida con el esfuerzo, aunque, cuando son adultas, tienen gran capacidad para el trabajo. Los eccemas, la urticaria y el asma son sus manifestaciones patológicas durante la infancia, a las que se añaden progresivamente patologías metabólicas de sobrecarga (obesidad, gota, hipertensión, etc.).

Lachesis

Los celos y la búsqueda de poder que esconden el miedo al abandono caracterizan la personalidad lachesis. Presenta una agresividad violenta y exige de forma autoritaria el cariño. Son personas suspicaces, sospechan que conspiran contra ellas. No aceptan compartir. Son muy locuaces, pero su discurso es incoherente y marcado por el espíritu de la contradicción. No soportan la felicidad de los demás, que intentarán destruir por todos los medios. Les gusta mantener el entorno bajo su dominio y no soportan la rivalidad. Pero también caen en depresión, fase en la que el mutismo reemplaza la locuacidad. Las manifestaciones alérgicas de lachesis son alternantes, congestivas y empeoran con el calor, la primavera y durante la menopausia.

Lycopodium

Su perfil es el de alguien que es consciente de sus debilidades, pero intenta ocultarlas. Es un meticuloso obsesivo que desprecia la debilidad y la mediocridad. Vive sus afectos de forma escondida, con deseo de compañía... pero en otra habitación, no en su dominio. Las injusticias y la humillación desencadenan su irritabilidad. Rechaza las cosas superfluas y no responderá a un saludo si no le parece sincero. Lycopodium cree que sus deseos son los de su familia e intenta crear una «simbiosis familiar» proyectando los sentimientos negativos hacia el mundo exterior. Es tiránico con sus subordinados e intolerante a la contradicción, pero sumiso con sus superiores. Su punto débil es el hígado, cuya sobrecarga agravará los eccemas, las dermatosis y las rinorreas de tipo alérgico.

Natrum muriaticum

Es uno de los remedios de terreno más utilizados para tratar las alergias que se manifiestan con rinofaringitis, asma y urticarias. Suelen ser personas delgadas, frioleras, con tendencia al acné y labios agrietados. Muestran un orgullo defensivo con el fin de evitar los problemas y se retraen en su mundo interior. Creen que pueden resolver sus carencias y frustraciones ellos solos, pero acaban sufriendo y haciendo sufrir a quienes los rodean. La frustración les conduce al resentimiento. Desean amor y simpatía, ya que emocionalmente son muy dependientes, pero, en cambio, se alejan y se aíslan. Fastidian a quienes más aman y piensan que «nadie les comprende».

Nux vomica

Son personas hipersensibles, nerviosas, impacientes, irritables, meticulosas, intolerantes a los obstáculos y coléricas. Se vuelcan en el trabajo para huir de los problemas emocionales, pero acaban somatizándolos en espasmos y congestiones. Se sienten culpables de lo que no han hecho y de lo que hubieran podido hacer y no hicieron.

Las rinitis espasmódicas acompañadas de estornudos en cadena al despertarse caracterizan los estados alérgicos de Nux vomica.

Si sufren asma, sus crisis aparecen hacia las tres de la madrugada.

Phosphorus

Personas longilíneas, con un ritmo de vida rápido, inconstante, alternante, variable y de una fatigabilidad fácil. Son hipersensibles a todo lo que les rodea. Si su entorno les muestra simpatía, son amables, alegres y graciosos, pero son muy vulnerables y si el ambiente les parece hostil se vuelven tristes, irritables, taciturnos y pierden el coraje. Sus puntos débiles son los pulmones y los riñones. Temen las tormentas, la soledad, la noche y la enfermedad, circunstancias que agravan todas sus patologías. Es un buen remedio para las neumopatías y el asma alérgica.

Pulsatilla

La dualidad de pulsatilla navega entre una sensación angustiante de abandono que le lleva a la sumisión y su poder de victimismo, que esconde una gran posesividad. Cuando está equilibrada, es una persona afable, fiel, bondadosa y tierna, pero también caprichosa y muy susceptible. Su arma es el llanto, que rápidamente cambia por una sonrisa cuando se le da consuelo y se le demuestra simpatía. Es un buen remedio, tanto sintomático como de terreno, para la fiebre del heno y las rinoconjuntivitis con secreciones amarillentas no irritantes.

Sepia

El prototipo de este remedio es el de una mujer morena y delgada, asténica, depresiva, que busca la soledad. Tiene un gran sentido del deber, pero reacciona a los problemas mostrándose indiferente hacia todo y hacia todos. En las personas sepia prevalece el «tengo que» antes que el «quiero que», lo que hace que acaben sintiendo que su vida es un constante sacrificio. Los eccemas atópicos, el asma, las infecciones urinarias y del tracto vaginal así como las migrañas son algunas de sus manifestaciones patológicas más frecuentes.

Silicea

Son personas con tendencia a las infecciones repetidas de las mucosas respiratorias o digestivas, sobre todo durante la infancia. Son delgadas, nerviosas, secas, agitadas, miedosas e hipersensibles, pero también inteligentes y obstinadas. Tienen falta de confianza en sí mismas, se infravaloran y temen fracasar en el terreno intelectual, donde sin embargo se desenvuelven muy bien. Los golpes emocionales debilitan su estructura, por lo que la mayoría de sus límites vienen dados por sus enfermedades psicosomáticas.

Sulfur

Todas las personas alérgicas son susceptibles de beneficiarse de este remedio, ya que es buen depurativo que actúa eficazmente sobre cualquier tipo de afección cutánea. Las personas que responden a este terreno suelen ser *bons vivants*, alegres y cordiales, pero también egocéntricas y fácilmente fatigables. Les gusta disfrutar de la vida, aunque siempre se sienten internamente insatisfechas por no llegar hasta el final de sus deseos. El desorden, la suciedad, la negligencia así como la tendencia a filosofar son también signos característicos.

Thuya

Las obsesiones y el recelo a que se les juzgue injustamente caracterizan a las personas thuya. Físicamente suelen ser individuos con tendencia a la retención de líquidos, lo que les confiere un aspecto abotargado pero con extremidades delgadas, piel aceitosa y propensión a las verrugas diseminadas por todo el cuerpo. Tienen tendencia a las hipertrofias (amígdalas, pólipos, etc.) y reaccionan con asma y eccemas a las alergias suprimidas por fármacos.

MIASMAS, DIÁTESIS Y NOSODES
Miasmas y diátesis

En homeopatía, se habla de miasmas para referirse a la predisposición genética que cada persona tiene a desarrollar y padecer cierto tipo de enfermedades y síntomas. En terminología médica convencional —y también en naturopatía— se utiliza la palabra diátesis para designar esta tendencia orgánica a padecer una determinada dolencia.

Existen tres miasmas que predisponen a un individuo a perder la salud y que tienen su origen en las primeras enfermedades sufridas por la humanidad. Es como una memoria de las grandes pandemias padecidas por los seres humanos a lo largo de la historia, encriptada en cada una de sus células.

Todas las personas guardan en su memoria celular información sobre los diversos miasmas pero, de forma individual y por transmisión genética, en cada una de ellas destaca uno

113

o dos miasmas por encima de los demás. Aunque pueden permanecer latentes toda la vida, predisponen a padecer determinadas enfermedades. Los miasmas condicionan lo que en homeopatía se denomina «terreno» y marcan la trayectoria de salud de cada persona. Pero, a su vez, esta trayectoria puede ser modelada según el estilo de vida que se lleve. La ruta evolutiva de los miasmas es la siguiente:

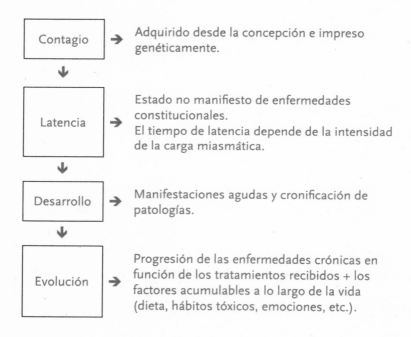

Los tres primeros miasmas, investigados y desarrollados por Hahnemann, son los siguientes:

- Psora. Es el miasma más primitivo. La patología que lo origina es la sarna. Se considera la primera de todas las enfermedades y se caracteriza por un debilitamiento del organismo debido a una hipofunción, es decir, a la falta de reacción frente al medio. Los síntomas mentales de la psora son la ansiedad, la falta de confianza, la tendencia al aislamiento y a la tristeza, el cansancio, mientras que las somatizaciones físicas se localizan principalmente en la piel (picores, urticarias, eccemas alérgicos...) y en el aparato digestivo. La psora es el miasma más relacionado con la alergia, cuyas manifestaciones pueden ser alternantes o periódicas.

Los principales remedios homeopáticos asociados a la psora son: Calcarea carbonica, Sulfur, Pulsatilla, Natrum muriaticum, Psorinum.

- Sycosis. Tras la psora, apareció la sycosis. Este miasma procede de una enfermedad que azotó durante generaciones a la humanidad: la gonorrea. Se caracteriza por una hiperfunción, es decir, por el exceso de reacción o aumento de las funciones orgánicas. Los signos más evidentes son los crecimientos anormales en la piel y las mucosas (verrugas, pólipos, quistes, tumores, etc.) así como la retención de líquidos y las inflamaciones e infecciones persistentes. La alergia entre los sicóticos pocas veces es cutánea, se concentra más en los bronquios y en los senos nasales, con hipersensibilidad microbiana y formación de pólipos. Los rasgos emocionales más significativos son la ambición de poder, la impulsividad, la inquietud, la agresividad, el egoísmo, el autoritarismo y la obsesión con tendencia a la depresión.

Los principales remedios homeopáticos de la sycosis son: Thuya, Medhorrinum, Graphites, Lachesis, Natrum sulfuricum.

- Syphilis. Este miasma se vincula a la enfermedad que le da nombre, sin embargo, se trata de una diátesis cuyo origen se relaciona no solo con la sífilis, sino con múltiples afecciones víricas e intoxicaciones, así como con la carencia de minerales. Se caracteriza por la degeneración y destrucción de los tejidos y sus síntomas específicos son las úlceras, las hemorragias, las necrosis y los dolores óseos. Sus alergias suelen ser de tipo asmático y empeoran sobre todo por la noche. Mentalmente, las personas en las que predomina este miasma son agresivas, rencorosas, caóticas, con desequilibrios nerviosos y tendencia suicida debido a su concepción fatalista de la vida.

  Los principales remedios homeopáticos de la syphilis son: Mercurius, Nitricum acidum, Luesinum.

Posteriormente a estos tres miasmas básicos han surgido dos más, que son fruto de la coexistencia de los anteriores. Hoy día muchas personas presentan síntomas cruzados, lo que ha originado dos nuevas diátesis:

- Tuberculinismo. Es la suma de la psora y la syphilis, es decir, una debilidad general del organismo que evoluciona hacia una degeneración y posterior destrucción. Los remedios específicos son: Tuberculinum, Aviaire, Sulfur iodatum.

- Cancerismo. Es la suma de los tres miasmas originales, es decir, hay un debilitamiento del organismo ante el que se reacciona excesivamente y que finaliza en un proceso de degeneración. El remedio homeopático que actúa sobre este miasma es Carcinosinum.

Después de todo lo expuesto, está claro que para cada uno de los miasmas existen ciertos remedios homeopáticos que actúan de forma genérica sobre los síntomas que una persona puede desarrollar como resultado de la manifestación de dicho miasma. Pero hay que decir que con cierta frecuencia, después de tratar y equilibrar un determinado miasma, pueden aparecer síntomas correspondientes a otro en estado latente.

Así pues, la prescripción miasmática es una cuestión compleja y es aconsejable ponerse en manos de un profesional de la homeopatía para que pueda realizar un correcto tratamiento que lleve al paciente a un estado de salud.

Los nosodes

Los nosodes homeopáticos son preparados biológicos a partir de excreciones, productos patológicos, microorganismos o alérgenos. Su uso tiene como finalidad evitar recaídas de enfermedades pasadas o tratar infecciones en curso y eliminar sus efectos residuales.

Estos preparados movilizan los depósitos tóxicos que provocan las infecciones, por ello es recomendable tomarlos con plantas drenadoras que ayudan a expulsarlos. Garantizan una limpieza del terreno ya que, en caso contrario, pueden formarse focos latentes en los tejidos que no fueron eliminados por el sistema inmune y susceptibles de dar lugar a reacciones antígeno-anticuerpo. Uno de los nosodes más conocidos y divulgados para la prevención y tratamiento de los procesos gripales es el Anas barbariae 200 K, que muchos usuarios de la homeopatía conocen y utilizan cada año.

En el terreno de las alergias también es factible emplear los nosodes: son los alérgenos homeopatizados, eso sí, a altas diluciones (200 K, 15, 30 o 200 CH), ya que, lógicamente, no existe rastro orgánico de la molécula que provoca la alergia. La medicina oficial niega las virtudes de los nosodes homeopáticos —a pesar de que guardan una cierta similitud con el mecanismo de las vacunas—, pero lo cierto es que muchos homeópatas los utilizan con excelentes resultados.

Aunque se puede fabricar un nosode a partir de cualquier alérgeno conocido, entre los más habituales para tratar las alergias se encuentran:

- Apis mellifica. Alergia a las picadas de insectos.
- Aviaire. Procesos infecciosos reiterativos del sistema respiratorio que pueden acabar provocando bronquitis y asma.
- Dermatophagoides pteronyssinus y Dermatophagoides farinae. Alergia a los ácaros del polvo.
- Hevea brasiliens. Alergia al látex.
- Pollens (mezcla de diversos pólenes). Fiebre del heno.
- Psorinum. Dermatitis atópica.
- Sol. Alergia a los rayos solares.

Los nosodes suelen tomarse en tubos monodosis de 1 g o de 10 gránulos (que equivalen a una monodosis) de una a dos veces por semana.

Otras terapias alternativas

La medicina oficial solo ofrece tres opciones para el tratamiento de las alergias: antihistamínicos, cortisona y reacciones de inmunosupresión (vacunas de alérgenos). Es innegable que las tres son muy efectivas para paliar los síntomas, pero también es cierto que conllevan muchas contraindicaciones. Por otra parte, la mayor parte de estos fármacos solamente detienen la respuesta del cuerpo durante el tiempo que se realiza el tratamiento y, cuando se suspende, los síntomas suelen reaparecer de inmediato y, en ocasiones, con mayor virulencia.

En los capítulos anteriores ha quedado patente que las terapias naturales buscan descubrir la causa de la dolencia para no tan solo mitigar sus síntomas, sino para propiciar una curación definitiva. En el caso concreto de las alergias, los tratamientos basados en la dieta, la fitoterapia y la homeopatía han demostrado ser muy eficaces. No obstante, las tres terapias citadas no son las únicas que hay que tener en consideración. En el terreno de las terapias alternativas existen otras disciplinas que también pueden ayudar a equilibrar el organismo y a mitigar los síntomas de la alergia. Se trata de la acupuntura, las flores de Bach, la hipnosis y las terapias manuales (reflexología, quiromasaje, drenaje linfático, etc.).

Cada una de ellas merecería una amplia explicación que desbordaría los límites de este libro, pero los beneficios que aportan bien valen que se les dedique un capítulo que permita al lector comprender en qué se basan y cómo actúan.

ACUPUNTURA

La acupuntura, una técnica integrada en la ancestral medicina tradicional china, está cada vez más extendida y la Organización Mundial de la Salud (OMS) recomienda su uso para tratar hasta 40 enfermedades, entre ellas la alergia primaveral o fiebre del heno. Diversos estudios clínicos con pacientes que padecían alergias han evidenciado que los molestos síntomas que éstas provocan pueden aliviarse hasta en un 80%, lo que supone una mejora importante en la calidad de vida.

La acupuntura, que se basa en la inserción de agujas muy finas en puntos específicos del cuerpo, tiene por objeto regular la respuesta inmune a los alérgenos. Al estimular estos puntos, el acupuntor desbloquea el flujo de la energía vital del cuerpo —denominado qi— y restablece el equilibrio del sistema inmunológico y de todo el organismo.

La medicina tradicional china concibe la salud como el perfecto equilibrio entre las energías yin y yang; por tanto, la enfermedad es la pérdida de esa estabilidad energética. Da gran importancia al intestino delgado y al hígado al referirse a las enfermedades alérgicas, ya que en estos dos órganos reside gran parte de la energía defensiva del organismo. Considera que el hígado desempeña un papel fundamental en todas las alergias de origen alimentario debido a su función desintoxicante. El intestino delgado, por su parte, es el encargado de filtrar numerosos líquidos orgánicos y distinguir entre los puros (nutritivos) e impuros (residuos).

Los puntos de acupuntura son los lugares más energéticos dentro de los canales —llamados meridianos— por los que circula la energía. La inserción de agujas en estos puntos tiene por objeto estimular el flujo energético en sentido positivo o negativo, según se precise, al igual que una red de riego cierra unas llaves y abre otras para una mejor distribución del agua.

Se requieren entre diez y quince sesiones para ver los resultados de la acupuntura en el tratamiento de las alergias. La mayoría de acupuntores recomienda a las personas que sufren este tipo de dolencia realizar esta terapia junto a un tratamiento homeopático, una corrección dietética y un cambio en el estilo de vida.

FLORES DE BACH

El doctor Edward Bach, un médico y homeópata inglés de principios del siglo xx, realizó un estudio de sus pacientes y llegó a la conclusión de que las emociones negativas como la incertidumbre, la falta de interés por las cosas, la culpa, la soledad, el odio o el temor acaban provocando una enfermedad física. Bach estaba convencido de que las flores podían influir en el estado de la mente y, basándose en las leyes homeopáticas, elaboró los 38 remedios florales que llevan su nombre y que agrupó en siete categorías según el estado anímico en el que inciden. Creó, además, el denominado remedio de urgencia o de rescate *(Rescue remedy)* con la combinación de flores de diversos grupos, un preparado indicado para paliar la conmoción que suscita en una persona una situación súbita de terror o los trastornos afectivos inesperados.

La teoría de Edward Bach es que, a través de la alta vibración energética que contienen estos preparados, es posible influir en el estado vital de las personas y subsanar así las alteraciones que causan los problemas anímicos. Las esencias florales actúan, por tanto, equilibrando los sentimientos negativos. De esta forma se cura o se evita la enfermedad, resultado de la proyección psicosomática de la pérdida de la armonía.

Aunque es difícil curar una alergia utilizando solo flores de Bach, sí que es cierto que ayudan a equilibrar emociones negativas que pueden acabar somatizándose en una alergia.

Estos preparados constituyen, por consiguiente, una gran ayuda para aquellas personas hipersensibles y susceptibles de empeorar su sintomatología alérgica cuando se enfrentan a situaciones emocionales que las desestabilizan.

Algunas fórmulas que funcionan bien para mitigar las manifestaciones alérgicas son las siguientes:

- Castaño blanco (White chestnut) + Achicoria (Chicory) + Cesarífera (Cherry plum) + Verbena (Vervain) + Haya (Beech). Es una fórmula muy completa que reduce los síntomas de las rinitis.
- Haya (Beech) + Manzano silvestre (Crab apple) + Verbena (Vervain) + Escleranto (Sclerantus). Cuando predominan los sentimientos de intolerancia hacia alguien o algo y la obsesión. Las manifestaciones alérgicas se presentan en forma de brotes.

- Acebo (Holly) + Haya (Beech) + Manzano silvestre (Crab apple). **Cuando hay odio y envidia que provocan irritabilidad y se somatiza en forma de picores.**

- Estrella de Belén (Star of Bethlehem) + Willow (Sauce) + Manzano silvestre (Crab apple). **Traumas emocionales de cualquier tipo que han provocado resentimiento. Las manifestaciones alérgicas suelen ser el asma y los eccemas.**

- Haya (Beech) + Pino (Pine) + Impaciencia (Impatiens). **Mitiga los picores de la urticaria y dermatitis alérgica. Se puede aplicar en forma de crema sobre la piel.**

- Sauce (Willow) + Haya (Beech). **Reduce la formación de moco en niños alérgicos.**

En los frascos de flores combinadas, la dosis habitual es de 4 a 6 tomas al día de 4-5 gotas cada una de ellas, aunque puede incrementarse en función de los síntomas. Hay que tener presente que lo importante es la frecuencia más que la cantidad.

Se podrían elaborar múltiples fórmulas con la combinación de las 38 esencias florales en función de las vivencias individuales y de los estados emocionales pero, por lo que respecta a los síntomas, se ha comprobado que dos flores —Haya y Manzano silvestre— tienen un gran efecto calmante y limpiador en todo tipo de alergias, especialmente las que se manifiestan con alteraciones dérmicas.

HIPNOSIS

Durante siglos, culturas muy dispares han practicado la inducción a estados de trance mediante la hipnosis a través de la danza y el sonido del tambor, con el objetivo de sanar enfermedades y propiciar la salud. Pero fue Franz Anton Mesmer, un médico austríaco del siglo XVIII, quien recogió esta tradición y la sistematizó, por lo que se le considera el fundador de la hipnosis moderna.

Los profesionales de esta terapia consideran que la mente tiene niveles de consciencia diferentes. Bajo hipnosis, la parte consciente y racional del cerebro se deja temporalmente a un lado y la parte subconsciente, que influye en las funciones físicas y mentales, se hace extremadamente receptiva. La hipnosis puede ser ligera, intermedia o profunda, pero suele utilizarse un trance intermedio durante el cual el metabolismo, la respiración y el ritmo cardiaco disminuyen. El paciente se relaja profundamente y está abierto a la sugestión, de forma que puede ser desensibilizado de miedos, fobias, dolor y síntomas diversos.

La mayoría de las personas pueden aprender a inducir la hipnosis por sí mismas. La autohipnosis se utiliza para mitigar diversas afecciones, entre ellas, las manifestaciones alérgicas. La técnica se puede estudiar con libros y cintas, pero lo más adecuado es consultar antes a un hipnoterapeuta.

Los cuatro pasos de la autohipnosis

- Prepárese para emplear de 20 a 30 minutos cada día en la autohipnosis. Túmbese o siéntese en un lugar tranquilo y cómodo donde no sea probable que le molesten. Relájese y libere la tensión de su cuerpo.
- Para relajarse, imagínese paseando por una senda mientras cuenta de diez a cero.

- Repita para sí mismo frases clave que describan lo que quiere conseguir. Utilice frases afirmativas; por ejemplo, diga: «me siento bien», «ya no me ahogo», «la piel ya no me pica» o trate de escuchar una cinta en la que haya grabado antes estos mensajes.
- Cuando esté listo, salga de la autohipnosis invirtiendo la imagen que le ha llevado al estado hipnótico. Por ejemplo, puede desandar la senda larga por la que empezó a relajarse, contando de cero a diez.

Controlar la respiración y saber relajarse a voluntad garantiza el equilibrio óptimo de oxígeno y dióxido de carbono en la sangre y ayuda al cuerpo a liberar la tensión física y mental. Estas técnicas son aplicadas por muchos profesionales de las terapias alternativas para mejorar la calidad de vida de las personas y cada vez son más valoradas por los médicos. Relajarse y autosugestionarse para mitigar las molestias de cualquier enfermedad no causa daño y suele aliviar tanto los síntomas físicos como los sentimientos de angustia o impotencia.

TERAPIAS MANUALES

El sistema musculoesquelético sostiene y protege los órganos del cuerpo. Si este sistema de articulaciones y músculos está alineado correctamente y funciona bien, los tejidos del organismo, incluidos los del cerebro y los nervios, estarán sanos y los sistemas circulatorio, linfático y digestivo funcionarán del modo adecuado. Los terapeutas manuales tratan de mejorar la movilidad de las articulaciones y los tejidos blandos mediante estiramientos, movilizaciones y diferentes técnicas que ayudan a que la estructura individual de cada uno realice una buena adaptación, para estimular así la capacidad de recuperación del propio organismo.

Dentro del amplio abanico de terapias manuales se encuentran los masajes (con sus múltiples variedades), la osteopatía, la quiropraxia, la reflexología podal, el drenaje linfático, etc. Los terapeutas que las practican se ocupan tanto de buscar la razón de que haya un problema en la estructura musculoesquelética como de la afectación física propiamente dicha. Se basan en un planteamiento holístico, es decir, que tienen en cuenta la globalidad de la persona, por lo que su estilo de vida y la salud mental y emocional constituyen factores importantes que repercuten en la salud fisiológica.

Por lo que respecta al tratamiento de las alergias, las terapias manuales pueden ser un buen complemento para relajar el organismo, así como para propiciar la eliminación de toxinas de los tejidos. El drenaje linfático es idóneo cuando se produce retención de líquidos. Sus efectos son, por ejemplo, evidentes para descongestionar los senos nasales obturados por una rinitis alérgica. La osteopatía ayuda a deshacer bloqueos en el organismo y puede ser una buena terapia cuando las manifestaciones alérgicas se ven agravadas por la tensión acumulada en los tejidos. El masaje corporal aporta bienestar y calidad de vida. No en vano es una de las formas de curación más antiguas y extendidas que se conocen, ya que ayuda al equilibrio tanto físico como emocional.

Mención aparte merece la reflexología podal. Los orígenes de esta técnica manual curativa son difíciles de fechar y localizar, como lo son la mayoría de técnicas ancestrales, puesto que es muy posible que distintas culturas desarrollaran formas parecidas de tratar las enfermedades. Sin embargo, probablemente, la moderna reflexoterapia provenga de Oriente, y más concretamente de China, donde hace más de 5.000 años que se practica.

La reflexología podal se basa en el hecho de que las distintas partes del cuerpo están reflejadas en las plantas de los pies y que, por lo tanto, masajeando dichas partes se estimulan o relajan puntos que tienen conexión con los diversos órganos, lo que propicia su curación. Al igual que la acupuntura, se basa en el concepto oriental de la energía —el qi—, algo que no contempla el sistema científico occidental.

Aunque es difícil explicar científicamente sus efectos, sí que hay evidencias de que la reflexología ayuda a paliar los síntomas de la fiebre del heno y de las dermatitis de tipo nervioso, por lo que puede ser una buena terapia coadyuvante que acompañe a otros tratamientos naturales o farmacológicos.

Casos clínicos

A continuación se exponen una serie de casos reales. Son personas que acudieron a una consulta de medicina alternativa aquejados de diversas manifestaciones alérgicas. Gracias a los tratamientos naturales, todas ellas experimentaron una considerable mejora e incluso algunas consiguieron que desaparecieran por completo. Se han cambiado los datos personales para preservar la privacidad de los pacientes, pero tanto los síntomas como el tratamiento y evolución son fiel reflejo de la realidad.

CASO 1

Alberto, un comercial de cuarenta y dos años, padecía síntomas de rinitis alérgica crónica desde hacía veinte años. «Me levantaba con estornudos, la nariz tapada y la garganta llena de mucosidad. A lo largo del día sufría pequeñas crisis que se agravaban o atenuaban en función de la temporada, pero nunca acababan de desaparecer del todo», explica.

Este paciente se sometía periódicamente a tratamientos médicos con antihistamínicos. «Al principio los síntomas remitían, pero luego volvían», relata. Un amigo le dio referencias de un naturópata y decidió probar.

Primera visita

Después de realizarle una completa historia clínica, en la que el naturópata detectó una posible relación con el consumo de leche y la alimentación, sugirió a Alberto que siguiera una dieta depurativa durante un mes con estas premisas básicas:

- Reducir al mínimo las proteínas.
- Incrementar al máximo la ingesta de frutas y verduras.
- Cambiar la leche de vaca por bebidas vegetales.
- Suprimir los derivados lácteos.

Junto a estos cambios dietéticos, el profesional le recomendó ingerir a diario un litro y medio de agua en el que debía disolver un jarabe depurativo de plantas (alcachofa, diente de león, grosellero, ulmaria, etc.). Añadió un par de complementos ortomoleculares: probióticos para equilibrar la flora intestinal y dos comprimidos diarios de L-glutamina para desinflamar y restaurar la pared intestinal.

Segunda visita

Después de un mes de realizar la dieta y tomar los complementos indicados, Alberto notó un cambio espectacular: «Los estornudos se fueron espaciando y generaba menos mucosidad, aunque me sentía cansado y con la energía por los suelos».

El naturópata le recomendó que mantuviera una dieta rica en productos frescos y naturales. Podía incrementar la ingesta de proteínas, pero debía evitar la leche hasta que estuviera limpio de mucosidad. Después de dos meses era factible reintroducir algún producto lácteo, siempre comprobando que los síntomas no se agravaban y retirándolo si era el caso.

Le prescribió la ingesta de un complejo de vitaminas B y cinc para aumentar el tono vital, así como 1 g diario de vitamina C y unas perlas con ácidos grasos esenciales omega 3 y omega 6 con el fin de desinflamar y proteger las células del intestino y reforzar su sistema inmunitario.

Tercera visita

Al cabo de otros dos meses Alberto volvió a la consulta muy diferente de como había ido el primer día. «Mi estado de ánimo y de salud ha mejorado. No tengo mucosidad en la garganta y cuando me levanto ya no estornudo. Me siento más fuerte, con más energía y mucho más despierto mentalmente». Alberto asegura que el cambio de dieta no le ha supuesto un gran esfuerzo: «Sigo haciendo una alimentación normal, pero ahora como más frutas y verduras y menos carne. Y, en vez de tomar leche de vaca, me he acostumbrado a la de arroz. Es una cuestión de hábitos», asegura.

Alberto acude cada tres o cuatro meses a su naturópata para que le oriente sobre los complementos más adecuados en cada estación del año. «La medicina natural me ha devuelto la salud y la alegría de vivir», comenta este paciente que solucionó sus manifestaciones alérgicas con una corrección dietética y algunos complementos nutricionales.

CASO 2

Pablo es un niño de doce meses. Su madre, Marta, ha decidido consultar a un homeópata, ya que su hijo ha sufrido en el primer año de vida dos bronquitis que le han provocado ataques de asma. El primer episodio se trató con un fluidificante y antibióticos, pero en el segundo precisó un broncodilatador.

Marta no conoce la homeopatía, pero tiene varias amigas que tratan a sus hijos con esta medicina y están muy contentas con los resultados. Por ello se ha decidido a probarla con Pablo.

Primera visita

El homeópata examina a Pablo y le pregunta a su madre cómo fue el embarazo, el parto y el primer año de su vida. Marta recuerda, con cierto sentimiento de culpabilidad, que se vio obligada a dejar a Pablo en la guardería a los dos meses porque tenía que volver al trabajo. A la semana, el pequeño cogió su primera bronquitis, que fue tratada con antibióticos. Recorriendo la corta vida de Pablo, Marta resalta un eccema a los cuatro meses, poco después de la primera bronquitis, tratado con una aplicación de cortisona local. También tuvo algunos episodios de rinofaringitis banales hasta que llegó la segunda bronquitis y el asma.

El homeópata le explica a Marta que la alternancia entre el asma y el eccema es frecuente en los niños hiperreactivos y que el tratamiento homeopático tiene en cuenta esta peculiaridad.

Pablo es un niño mofletudo, sonrosado, sudoroso, con cierta dificultad para respirar. No tiene fiebre, pero la auscultación muestra sibilancias difusas.

Durante dos meses Pablo hizo el siguiente tratamiento:

- Ipeca 5 CH. Por la dificultad respiratoria y por las sibilancias.
- Belladonna 9 CH. Por su aspecto congestivo y los espasmos.

Estos dos remedios los tomó de forma alterna a razón de 3 gránulos de cada uno de ellos, tres veces al día.

En caso de ataque de asma, le recomendó la toma de Blatta orientalis 7 CH: 2 gránulos cada 15 minutos durante dos horas, tiempo suficiente para mitigar los espasmos.

Para regular el terreno de Pablo el homeópata prescribió:

- Sulfur 9 CH. Por el modo reaccional psórico y por la tendencia congestiva de sus manifestaciones patológicas.
- Calcarea carbonica 15 CH. Por su tendencia al eccema y su constitución física.

Estos dos remedios los tomó de forma alterna una vez a la semana, en forma de monodosis de 1 g.

Segunda visita

Pablo no ha vuelto a tener una bronquitis ni tampoco ataques de asma. Presenta, sin embargo, un ligero eccema con pequeñas vesículas sobre la mejilla derecha que le provoca picor. Su madre comenta que come mucho desde que le están saliendo los dientes, a veces incluso llega a vomitar, y que el eccema agrava los días que se pasa con el chocolate, en cambio mejora después de un vómito. El homeópata observa que Pablo tiene una lengua muy blanca, pero las sibilancias han desaparecido y el resto del examen es normal. Le prescribe el siguiente tratamiento durante dos meses más:

- Antimonium crudum 5 CH. Por el eccema vesiculoso, posiblemente relacionado con las comilonas (lengua blanca). Tres gránulos por la mañana.

- Belladonna 9 CH. Por la rojez de la mejilla y la inflamación de la salida de los dientes. Tres gránulos por la noche.
- Sulfur 9 CH y Calcarea carbonica 15 CH. Una dosis de 1 g al mes de cada remedio, alternándolos. Para seguir equilibrando el terreno.

Tercera visita

Pablo se encuentra bien. Solo ha cogido un catarro fuerte en los últimos dos meses y no ha derivado en bronquitis. El eccema de la mejilla ha desaparecido y no hay más manifestaciones patológicas. Se recomienda a Marta que le dé una monodosis de Sulfur 9 CH y otra de Calcarea carbonica 15 CH a meses alternos y que vuelva a realizar un control dentro de seis meses.

CASO 3

Hace algo más de cinco años que Javier empezó a notar que tenía alergia estacional. Al principio era leve, pero fue a más. Primero se manifestaba en primavera, pero luego era ya todo el año. Los síntomas se concentraban en la nariz y los ojos: estornudos matutinos, goteo acuoso, picor de garganta y conjuntivitis con lagrimeo irritante. «Siempre iba con el pañuelo en la mano», explica Javier, de treinta y ocho años.

En primer lugar acudió a un alergólogo, que le realizó las correspondientes pruebas. Los resultados mostraron que era alérgico al polen de las gramíneas y a los ácaros del polvo. «Me recetaron antihistamínicos, que me iban bien, pero no quería depender de ellos de por vida. Y también el tratamiento con vacunas, que tampoco fue la solución definitiva. Ante la insistencia de un amigo, decidí acudir a una consulta de homeopatía. Lo que más me animó a hacerlo era saber que no era un tratamiento agresivo y, total, no tenía nada que perder».

Primera visita

El homeópata al que acudió este paciente explica que cinco años antes Javier sufrió un importante trauma en su vida: perdió a su mujer a comienzos de la primavera y tuvo que sacar adelante a sus hijos, de ocho y diez años de edad. Se refugió en el trabajo y en la lectura: se pasaba horas revolviendo los estantes de la biblioteca de su barrio, buscando libros que pudieran ayudarle a entender lo que le había pasado.

Cuando acudió a la consulta, Javier se encontraba en plena crisis de alergia. Era primavera y su alergia al polen de las gramíneas ya se había desencadenado. En primer lugar, el homeópata optó por mitigar los síntomas y le recetó:

- Allium cepa 9 CH. **Para la rinitis. Tres gránulos, tres o cuatro veces al día.**
- Euphrasia 5 CH. **Para la conjuntivitis. Tres gránulos, tres o cuatro veces al día.**
- Poumon Histamine 15 CH, **como antihistamínico. Tres gránulos, tres veces al día.**

También tomó los correspondientes remedios etiológicos. Una monodosis semanal de:

- Dermatophagoides pteronyssimus 15 CH y Dermatophagoides farinae 15 CH. **Por su alergia a los ácaros.**
- Pollens 30 CH. **Por su alergia a los pólenes.**

134

Segunda visita

Javier ha notado una mejora. La alergia no ha desaparecido, pero estornuda menos y los ojos ya no le pican como antes. Aun así, cuando baja la guardia y se olvida de tomar los remedios, los síntomas se acentúan.

El homeópata le recomienda que siga con los remedios sintomáticos y etiológicos, aunque puede espaciar las tomas si la sintomatología disminuye. Y añade un remedio para su estado emocional: Ignatia 3 LM (5 gránulos diarios durante dos semanas), Ignatia 6 LM (5 gránulos diarios durante dos semanas más), Ignatia 18 LM (5 gránulos diarios durante dos semanas más) y le cita para una tercera visita.

Tercera visita

Han pasado dos meses más y la época de la fiebre del heno ya ha finalizado. Javier está mejor, pero aún tiene una ligera rinitis que se le acentúa cuando limpia el polvo de su casa o consulta los libros de la biblioteca. El tratamiento ahora se va a basar en el equilibrio del terreno. Aunque el homeópata le recomienda que siga con las tomas de Dermatophagoides pteronyssimus 15 CH y Dermatophagoides farinae 15 CH, una vez a la semana, le modifica los remedios de fondo:

- Ignatia MK. Cinco gránulos los lunes, miércoles y viernes.
- Natrum muriaticum MK. Cinco gránulos los martes, jueves y sábados.

Después de tres meses de tratamiento Javier apenas tiene síntomas, se siente más contento y liberado de una mezcla de sentimientos de pena y culpa que arrastraba desde la muerte de su mujer. De vez en cuando tiene algún estornudo cuando entra en contacto directo con el polvo, pero son muy esporádicos. El homeópata le recomienda seguir con controles cada tres meses y realizar un tratamiento desensibilizador preventivo para su alergia al polen de las gramíneas unos meses antes de la primavera, igual que ahora hace con los ácaros.

CASO 4

Eva tiene veintiséis años y desde pequeña arrastra una alergia a la humedad que le provoca asma cada vez que llega el otoño. Recuerda que cuando era niña vivía en el pueblo con sus padres en una casa muy húmeda. La pared de su habitación daba al río y siempre estaba impregnada de moho. Sus primeros ataques de asma aparecieron antes de cumplir un año y entre sus vagos recuerdos de la infancia están presentes los broncodilatadores que siempre llevaba encima. «Las crisis aparecían en otoño, con el cambio de tiempo. El frío se me metía en el cuerpo y me provocaba un resfriado con mucha mucosidad que solía acabar en bronquitis. A los seis años tuve varios brotes y me dijeron que era asmática y que tendría que medicarme toda la vida», comenta Eva. «Cada año tomaba antihistamínicos, que mejoraban mi estado, pero con la llegada del otoño volvía a sufrir los mismos síntomas».

A los dieciocho años Eva se marchó a vivir a la ciudad y las crisis asmáticas se espaciaron, pero no desaparecieron. Siempre estaban relacionadas con el frío y el aumento de la humedad ambiental. «Iba tirando con los antihistamínicos, pero cuando llegaba la época de exámenes notaba que estaba mucho más cansada, que me concentraba menos y que los nervios aumentaban los síntomas». Aconsejada por una compañera de estudios acudió a una consulta de medicina natural.

Primera visita

El profesional que le atendió era homeópata y acupuntor, por lo que utilizó las dos terapias para ayudar a Eva. Le recomendó realizar quince sesiones de acupuntura, una por semana, con el objetivo de sacar hacia fuera el factor patógeno (humedad y frío). El primer día le estimuló unos puntos que están al lado de la nariz, para facilitar la respiración y le tonificó el pulmón para que adquiriera mayor energía.

Al mismo tiempo, le aconsejó que tomara los siguientes remedios homeopáticos durante tres meses:

- Dulcamara 9 CH. Tres gránulos, tres veces al día. Un remedio indicado para reforzar las mucosas respiratorias cuando son susceptibles al frío y a la humedad.
- Ipeca 9 CH. Tres gránulos, dos veces al día. Para ayudar a limpiar los bronquios de mucosidad.
- Blatta orientalis 7 CH. Dos gránulos cada 15 minutos durante dos horas, solo en caso de presentarse un ataque de asma, por su acción relajante sobre los espasmos.
- Arsenicum album 15 CH. Cinco gránulos, dos veces a la semana. Como remedio constitucional, por sus características personales y sintonía con las modalidades de agravación de sus síntomas.

Segunda visita

Eva asistía cada semana a su sesión de acupuntura mientras tomaba los remedios homeopáticos prescritos. A partir de la tercera sesión, los síntomas habían disminuido, y el acupuntor empezó a tonificar el bazo, el estómago y el riñón, para equilibrar así todo el recorrido energético.

«Lo que noté al cabo de los tres meses es que estaba mucho más tranquila y podía respirar mejor. Además, ya estábamos en pleno otoño y aún no me había resfriado», comenta Eva. «Ahora solo me faltaba la prueba de fuego, que era ir al pueblo a pasar las navidades y "dormir" en mi habitación».

Después de las quince sesiones de acupuntura, Eva continuó con una sesión mensual de mantenimiento. La prescripción homeopática fue la siguiente:

- Dulcamara 200 K. Cinco gránulos diarios.
- Tuberculinum 30 CH. Diez gránulos semanales, los jueves. Para remover y neutralizar el miasma que le produce la tendencia a padecer patologías del sistema respiratorio.
- Arsenicum album 30 CH. Diez gránulos semanales, los domingos. Por ser su remedio constitucional.

Tercera visita

Eva comenta que pasó el fin de año en su pueblo y que no sufrió ninguna manifestación alérgica. Se resfrió y temió volver a sufrir una bronquitis asmática, pero no fue así. El catarro se curó en pocos días sin bajarle a los pulmones.

El tratamiento homeopático se prolongó durante seis meses más, pero distanciando las tomas. Ahora solo necesita un mantenimiento para afianzar el tratamiento, que consiste en alternar los domingos una dosis única de 10 gránulos del remedio correspondiente:

- Dulcamara 200 K. **Una vez al mes.**
- Tuberculinum 30 CH. **Una vez al mes.**
- Arsenicum album 30 CH. **Dos veces al mes.**

CASO 5

Irina es una niña rusa de seis años que fue adoptada cuando tenía un año y medio. A los pocos meses de llegar a su nuevo domicilio, la pequeña empezó a tener brotes de urticaria. Le salían habones que le picaban mucho y la piel se le enrojecía. No eran siempre en la misma zona: a veces en la espalda, otras veces en las nalgas, en los brazos o en los muslos. Los brotes duraban dos o tres horas y luego se esfumaban por completo sin dejar huella. Podían reaparecer al día siguiente o pasar varias jornadas sin ningún síntoma.

Sus padres la llevaron al dermatólogo, que le diagnosticó piel atópica y le recetó una crema de cortisona para aplicar a Irina cuando tenía los habones y un jabón especial para el baño. La crema mitigaba los picores una vez habían hecho acto de aparición, pero no impedía que volvieran a surgir. La visita al alergólogo fue aún más frustrante, ya que dijo a los padres de Irina que su hija podía tener alergia a «cualquier cosa» y si no veían una correlación con los alimentos que ingería antes del brote, era muy difícil encontrar la causa. Les recomendó dejar pasar un tiempo ya que, probablemente, tal como había aparecido, desaparecería.

Desesperados por la urticaria de Irina, que a veces brotaba varios días seguidos y mantenía a toda la familia en vilo, decidieron escuchar el consejo de la tía de la pequeña, convencida seguidora de los remedios naturales, y acudieron a un centro de terapias alternativas.

Primera visita

La terapeuta que visitó a Irina es homeópata y naturópata, pero utiliza la kinesiología (un test muscular que detecta la adaptación del organismo a diferentes estímulos) para buscar los desequilibrios y averiguar si su origen es emocional, químico, estructural o energético.

La urticaria de Irina tenía un fuerte componente emocional, aunque la terapeuta también detectó una debilidad genética que la predisponía a sufrir patologías en la piel. Por otra parte, su flora intestinal estaba alterada, lo que producía una mala absorción de los nutrientes y un aumento de la toxicidad, factores que no ayudaban a mejorar el cuadro.

La terapeuta le prescribió el siguiente tratamiento:

- **Flores de Bach:** Heliantemo (Rock Rose) + Escleranto (Sclerantus) + Impaciencia (Impatiens) + Haya (Beech) + Verbena (Verbain) + Estrella de Belén (Star of Bethlehem). **Cuatro tomas al día de 4 gotas cada una de ellas, durante un mes.**
- Manganeso (oligoelemento). Una ampolla por las mañanas.
- Azufre (oligoelemento). Una ampolla por las tardes.
- Un jarabe con ácidos grasos omega 3, para reducir la inflamación del intestino, así como una ampolla infantil de probióticos antes de ir a dormir.
- Cuando apareciera un brote, Irina tenía que tomar 5 gránulos de Apis 200 CH y, a continuación, durante dos horas como máximo: Urtica urens 7 CH e Histamine 15 CH. Tres gránulos de cada remedio, alternándolos cada 10 minutos.

Segunda visita

Pasado un mes Irina volvió a la consulta. Sus padres comentaron a la terapeuta que la niña estaba más contenta. Que ya no lloraba cuando la dejaban por la mañana en la guardería, pero que había vuelto a tener brotes de urticaria. Quizá no tantos como en los últimos meses, pero sí uno cada 7 o 10 días. Constataron que los remedios homeopáticos habían funcionado muy bien y nada más darle los primeros gránulos los picores disminuían y el brote no duraba más de una hora.

La terapeuta recomendó a los padres de Irina que continuaran dándole omega 3 y probióticos para reforzar su intestino, pero ahora que ya se había realizado una primera depuración de toxinas y las flores de Bach habían equilibrado sus emociones, le daría un tratamiento homeopático de fondo. Les advirtió, sin embargo, que podía haber una agravación de los síntomas (es normal e incluso positivo), pero que rápidamente se produciría la mejora. En caso contrario, les dijo que le llamasen para revisar los remedios:

- Sulfur 9 CH. Tres gránulos diarios de lunes a viernes. Por ser un gran limpiador de la piel y un remedio de primer orden en alergias cutáneas.
- Psorinum 30 CH. Cinco gránulos los jueves. Para remover y neutralizar el miasma que provoca sus patologías de piel.
- Pulsatilla MK. Diez gránulos los domingos. Como remedio de fondo, por las características personales y físicas de Irina: una niña que siempre busca acurrucarse en las faldas de su madre, que tiene miedo a quedarse sola y que llora a la mínima que no le hacen caso.

- Por supuesto, se volverían a administrar los remedios sintomáticos Urtica urens 7 CH e Histamine 15 CH —3 gránulos de cada remedio, alternándolos cada 10 minutos— en caso de que apareciera un brote.

Tercera visita

Han pasado dos meses más. Los padres de Irina acuden a la consulta de control y comentan a su terapeuta que los brotes se han espaciado mucho. Al principio, la primera semana, reconocen que se asustaron un poco porque estuvo tres días en que eran continuos. Pero como ya estaban avisados optaron por esperar un poco y continuar con el tratamiento. Al tercer día la urticaria desapareció y en dos meses Irina tan solo ha tenido dos brotes. La prescripción para los próximos tres meses es la siguiente:

- Manganeso. Una ampolla los martes y los jueves. Para modular su predisposición hiperreactiva.
- Psorinum 30 CH. Diez gránulos cada 15 días, los martes.
- Sulfur 9 CH. Diez gránulos los jueves.
- Pulsatilla XMK. Diez gránulos los domingos.

Irina continúa acudiendo cada tres meses a la consulta para que su terapeuta le corrija con productos naturales y homeopatía los desequilibrios orgánicos y emocionales que la predisponen a padecer urticaria alérgica. Hasta ahora ha conseguido que los brotes aparezcan de forma esporádica cada dos o tres meses, sean menos intensos y no duren más de una hora.

Bibliografía y direcciones

LIBROS

BAUMGARDT, HANS, *Las alergias*, Bilbao, Ediciones Mensajero, 2000.

CENNELIER, MARC, *La alergia y la homeopatía*, Badalona, Editorial Paidotribo, 1999.

FITZGIBBON, JOE, *Las alergias y su tratamiento*, Barcelona, Paidós, 1999.

FLADE, SIGRID, *La curación natural de las alergias*, Barcelona, Integral, 1990.

LÓPEZ SALES, CARMEN, *Tipologías homeopáticas*, Barcelona, Vedrà, 2006.

ROSELLÓ, RAMON, *Curación natural de las alergias: conoce tu tipo de alergia y aprende a tratarlo con métodos seguros, naturales y no agresivos*, Barcelona, Océano Ámbar, 2006.

SELLAM, SALOMON, *Las alergias no existen*, Barcelona, Liberdúplex, S.L.V., 2011.

VOLK, RENATE, *Las alergias*, Madrid, Acento Editorial, 1997.

ZANARDI, MARILENA, *Curar las alergias*, Barcelona, Terapias Verdes, 2003.

RECURSOS EN INTERNET

http://www.aepnaa.org
http://www.polenes.com
http://www.seaic.org
http://www.seicap.es